Mut zum Genuss

Marlies Gruber: Mut zum Genuss

www.edition-a.at

Lektorat: Sebastian Maurer
Cover: Kyungmi Park
Gestaltung: Hidsch

Gesetzt in der *Premiéra*
Gedruckt in Europa

1 2 3 4 5 — 18 17 16 15

ISBN 978-3-99001-121-8

MARLIES GRUBER

MUT ZUM GENUSS

Warum uns das gute Leben gesund und glücklich macht

edition a

Inhalt

Vorwort

Sich mit Genuss zu beschäftigen, finde ich genussvoll. Und ich beschäftige mich schon einige Jahre mit dem Thema. Anfänglich war ich skeptisch, ob Genuss denn etwas gar Oberflächliches ist. Bei der Durchführung und der Sichtung der Ergebnisse des Ersten Österreichischen Genussbarometers, einer Umfrage mit 2000 Personen zu ihrem Genussverständnis und den wesentlichen Faktoren für das Genießen, wurde schnell klar: Genießen ist nicht nur Spaß, Genießen kann eine ernste Sache sein. Wissenschaftliche Untersuchungen zu dem Thema häufen sich. Das war 2010 auch Anlass, den ersten Genuss-Kongress zu organisieren: Wenn es sonst beim Thema Essen vorrangig um das WAS geht, stand hier das WIE zur Diskussion – nicht die Hard Facts, sondern die Soft Skills. Wie sehr Soft Skills das Leben glätten können, kennen wir aus vielen anderen Bereichen. Genießen zu können, hat großes Potenzial: Es lässt einen gelassener, optimistischer, froher, kreativer, ausgeglichener und schließlich auch gesünder durchs Leben gehen.

Der Großteil der Befragten gibt an, ein Genussmensch zu sein. Schaut man genau hin, zeigt sich, dass sieben von zehn zwar gerne genießen, aber das nicht völlig genießen können. Das schlechte Gewissen macht ihnen einen Strich durch die Rechnung. Oftmals gründet es auf falschen Annahmen über »gesund« und »ungesund«, oft in tief verankerten Selbstrestriktionen, gesellschaftlichen Geboten und Verboten oder auf unmündigen Entscheidungen. Es ist definitiv nicht leicht. Genießen zu lernen gleicht dem Erlernen einer Lebenskunst. Selbst wer schon gut unterwegs ist, kann immer noch ein wenig nachlegen, Neues entdecken, Neues erfahren. Es gibt also immer Luft nach oben.

Dabei kann sich Genießen über zahlreiche Lebensbereiche erstrecken. Entscheidend dafür, ob wir etwas als genussvoll wahrnehmen, sind in erster Linie unsere grundlegende Haltung und Einstellung, unser Denken, unsere Erwartungen, auch unsere Aufmerksamkeit und Wahrnehmung über unsere Sinne. Wie unterscheidet sich Genuss von Lust, von Gier, von Sucht? Viele Basics in dem Buch sind allgemein gehalten und lassen sich auf etliche Erfahrungswelten umlegen. Der Haupttenor liegt jedoch beim Essen und Trinken – aus zwei Gründen: Zum einen, weil das die Themen sind, mit denen ich mein Brot verdiene. Zum anderen bildet Kulinarik eine fantastische Ressource für das Genießen. Und das tagtäglich.

Tauchen Sie ein in eine lukullische Welt!

1
Einleitung oder: Warum mutig sein?

Ich könnte kurz antworten: Weil viele Angst haben.

Angst vor dem zu dick werden, vor Pestiziden, vor Zusatzstoffen, vor zu viel Technologie, vor Unverträglichkeiten, vor Krankheiten, vor Täuschung ... Angst davor, etwas falsch zu machen, Grenzen zu überschreiten, sich gehen zu lassen. Dass grundsätzlich Angst mitschwingt, liegt in der Natur der Sache: Evolutionär geht es um die Urangst, vergiftet zu werden. Heute dagegen werden in vielen Schattierungen Ängste vor dem Essen geschürt. Auf Angst gründet auch ein verkrampfter, unentspannter Umgang. Dabei kann Essen und Trinken wie ein herrliches Panorama zu absoluten Höhenflügen verleiten. Man muss sich nur trauen. Jemand, der an Höhenangst leidet und dennoch über schmale Grate einen Berggipfel erreicht, wird mit Glücksgefühlen belohnt. Ängste zu überwinden macht frei. Wer sie verdrängt, verstärkt sie nur. Wer sie nicht kennt, vermeidet oder verleugnet, dem fehlt das Selbstvertrauen zum Mutigsein. Denn Mut gibt es nur im Bewusstsein der Angst.

Mut zum Genuss ist deswegen gefordert, weil sich eine Verbots- und Verzichtskultur beginnt auszubreiten. Nicht mehr rauchen, Wein und Bier alkoholfrei trinken, fettarm essen. Sich Restriktionen unterzuordnen mag für manche der rechte Weg sein. Doch sich zu fügen bedeutet immer, einen Kompromiss einzugehen. Ein Kompromiss: wofür? Die Einen haben Angst vor Erkrankung, die Anderen bangen vor sozialer Ausgrenzung. Natürlich macht krank sein ebenso wenig froh, wie nicht dazuzugehören. Doch abgeschliffen, eingepasst, ordentlich und kontrolliert – fremdbestimmt zu leben, widerspricht gänzlich einem guten Leben. Uns von äußeren Begrenzungen zu lösen, Widerstände zu überwinden, kostet Kraft und ist mit Aufwand verbunden. Doch das macht innere Freiheit aus, selbstbestimmt zu entscheiden, was für einen gut ist und was glücklich macht. Mutig ist, Ängste nicht abzulehnen, sondern sie einzubeziehen. Sich nicht für das Eine oder das Andere zu entscheiden, sondern den richtigen Ausgleich zu finden.

2 Die Kunst zu geniessen oder: Wovon ist die Rede?

Können wir noch genießen? Das ist eine höchstpersönliche Frage. Denn ob geistig, körperlich oder kulinarisch – genießen ist immer individuell. Für jeden bedeutet es etwas anderes und jeder braucht etwas anderes. Erlebt der eine Glücksgefühle, wenn er auf das Meer schaut und ein Glas Wein trinkt, ist für den Anderen ein zwei-Stunden-Lauf pure Freude oder für den nächsten stundenlanges Zeitunglesen oder nur für eine Minute die Sonnenstrahlen auf der Haut spüren. Manche holen sich aus dem Alltag die Kleinigkeiten heraus und andere laufen an ihnen vorbei. Ist die Fähigkeit für das bewusste Wahrnehmen und Innehalten angeboren? Oder können wir sie trainieren? Müssen wir sie gar trainieren? Nur an den Genen kann es nicht liegen. Es gibt Kinder, die als kleine Feinspitze auf die Welt kommen und deren Geschwister eher nach dem Motto »Hauptsache von überall viel« leben. Die Forschung ist sich noch nicht ganz im Klaren, ob und welche Prägung darüber entscheidet. Dagegen sorgt das Savoir-vivre eines Landes jedenfalls für eine entsprechende Grundtönung.

Savoir-vivre, wörtlich, das »Verstehen zu leben«, wird in Frankreich zwar nur für »gute Umgangsformen« verwendet, im Deutschen ist es die Lebenskunst. Und die beschäftigte schon in der Antike die großen Philosophen, galt damals doch die Philosophie als der Ratgeber für das alltägliche Leben. Sokrates setzte die Philosophie gar mit der Lebenskunst (ars vivendi) gleich, sein Schüler Platon bezeichnete sie als die

»Fürsorge für die Seele«. Marc Aurel (121-180) sammelte in den »Selbstbetrachtungen« seine Reflexionen zu einem guten Leben. Auch Michel de Montaigne schrieb im 16. Jahrhundert zur Lebenskunst. Geboren in der Trüffel-Hochburg Perigord, als Urenkel von Ramon Felipe Eyquem, war ihm das wohl in die Wiege gelegt worden. (Der Urgroßvater war zuerst als Wein-, Fisch- und Indigohändler in Bordeaux reich geworden und erwarb schließlich das Château d'Yquem, mittlerweile eines der berühmtesten Weingüter weltweit.)

Über die Jahrhunderte war die Frage danach, wie wir gut leben sollen, eng mit traditionellen Werten verknüpft – Fleiß, Tugend, Askese. Nur Spaß zu haben ist zu wenig. Heute sagt der Wirtschaftsprofessor und Glücksforscher Matthias Bindwanger in einem Interview mit dem UBS-Magazin: »Wir beschäftigen uns in unserer Gesellschaft intensiv damit, wie wir Geld verdienen können. Aber wir lernen sehr wenig darüber, wie wir gut leben und unser Geld intelligent ausgeben können. Der Verlust an Savoir-vivre ist teilweise der Preis für unseren Wohlstand. Wir sind völlig verplant durch unseren Lebensstil und dadurch oft nicht mehr in der Lage, spontan zu handeln«. Ganz grundlegend lässt sich also die Frage stellen, wie wir mit der Fülle an Möglichkeiten und an Materiellem umgehen, und welche Filter gewinnbringend sein können. Einige Menschen können durch das Verfeinern ihrer Sinne bewusst Glücksmomente im Alltag erleben und nehmen das als eigene Ressource wahr, mit der sie ihr Wohlbefinden und ihre Lebensqualität steigern können. Das muss nicht einmal lange dauern: Laut einer Umfrage des Marktforschungsinstituts *market* im August 2014 reichen für die Mehrheit der Befragten (62 %) für ein genussvolles Erlebnis einige Minuten aus, wenn diese wirklich intensiv sind (vgl. Infografik). Aufgrund der eigenen Biographie oder Erkrankungen wie Depressionen tun sich andere durchaus schwer. Genießen können fällt nicht allen in den Schoß – aber es ist erlernbar. Wer gedankenverloren und wenig achtsam durch den Alltag geht oder seine Zeit komplett verplant, ohne Zeitpolster, um für sich selbst Platz einzuräumen, muss wahrscheinlich intensiver üben. Trainieren müssen aber auch die Profis – ähnlich wie im Spitzensport. Auch sie können immer wieder Neues erfahren und die Intensität steigern.

Wie lange muss bei Ihnen ein Moment purer Lebensfreude/ puren Genusses dauern, damit er nachhaltig wirkt?

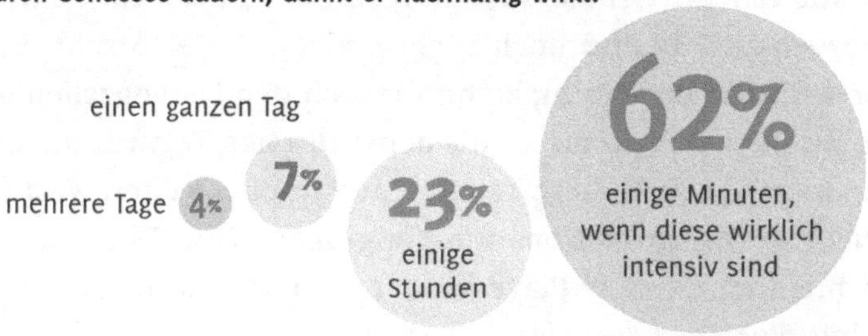

Quelle: market 2014

2.1 Was ist Genuss?

> *»Genuss ist die Handlung in der Gegenwart, die Hoffnung für die Zukunft und die Erinnerung an vergangene Dinge.«*
>
> *- Aristoteles*

Orientiert man sich am Beispiel Essen, so treffen all diese drei Aspekte zu. In der Gegenwart: Die sensorische Wahrnehmung von gut schmeckenden Speisen macht erwiesenermaßen Menschen ruhiger, entspannter und zufriedener. Für die Zukunft: Sich auf kulinarische Ereignisse zu freuen, ist keine Seltenheit. Manchmal geht es darum, satt zu werden, dann wieder darum, einen bestimmten Gusto zu stillen oder weniger ums Essen und mehr um die Gesellschaft. Egal wie, Vorfreude und Belohnung sind eng aneinander gekoppelt. Ihre Mechanismen steuern das Verhalten zu Zielen, die das Überleben sichern, wie Nahrungsaufnahme und Fortpflanzung. Zur Belohnung gibt es eine Ausschüttung: jene von Wohlfühlhormonen. Bei Menschen ist der Belohnungskreislauf komplex und steht mit mehreren anderen Hirnregionen in Zusammenhang, die mit Gefühlserlebnissen verbunden sind, wie auch beim Essen. Die präzisen Pfade der für Genuss zuständigen Substanzen im Zentralnervensystem sind noch nicht vollständig erforscht. Entscheidende Bedeutung kommt jedoch den Nervenzellen des Zentralnervensystems zu, die dem ventralen Tegmentum entstammen. Leiten diese Zellen einen Impuls weiter, wird der Neurotransmitter Dopamin freigesetzt. Und Dopamin ist schließlich der Key Player in der Genuss- und Belohnungsphysiologie.

Die Erinnerung: Gerade ans Essen in der Kindheit oder bei speziellen Anlässen kann man sich oft ein Leben lang erinnern. Omas samstägliche Erdäpfelsuppe oder ihren Apfelstrudel habe ich heute noch in der Nase. Was wir von klein an als wohlschmeckend und nährend mitbekommen haben, wirkt auch heute noch und vermittelt ähnliche Gefühle – in dem Fall Wärme und Geborgenheit. Es gibt auch Menschen, die wiederkehrende Feste nur durchs Essen unterscheiden – der Geburtstag, an dem es Tapas gab, Curry, Fondue oder eine Wildsau ... Manche merken sich vielleicht nicht den Namen des Lokals, wissen aber genau über das mehrgängige Menü zu berichten. Ebenso leben Urlaubserinnerungen häufig von »Ess-Kapaden« und der Atmosphäre rundherum. Neben dem aktuellen Erleben und der Vorfreude gehören also angenehme Erinnerungen zu den wichtigsten Erfahrungen von Freude und Entspannung.

Der gängigen Definition nach ist Genuss eine positive Sinnesempfindung, die mit körperlichem und/oder geistigem Wohlbefinden verbunden ist. Die Genussfelder lassen sich demnach in kulinarische, in kulturelle mit etwa Theater, Musik, Literatur und in körperliche mit Sexualität, Sport oder Massagen einteilen. Was jemand als genussvoll wahrnimmt, ist äußerst subjektiv und von Mensch zu Mensch verschieden. Genussfähigkeit bildet jedenfalls die Voraussetzung dafür. Der Schriftsteller François de La Rochefoucauld hat dieses Faktum auf die Kulinarik bezogen kurz gefasst: »Essen ist ein Bedürfnis, Genießen ist eine Kunst.« Schließlich muss man eine Kunst erst erlernen – die Bildhauerei oder das Musizieren ebenso wie das Kochen, Genießen, Lieben oder Leben. Immer sind Neugierde, Leidenschaft, Interesse, ein intensives Beobachten und Erleben, Selbsterfahrung, Kontemplation und Reflexion notwendig, um zum Aficionado aufzusteigen. Denn selbstverständlich ist das Genießen ganz und gar nicht.

Natürlich ist Genuss auch alleine möglich, vom Linguistischen her deutet es aber eine Gemeinschaftskomponente an. Genießen und Genosse hängen ebenso zusammen. Beides beruht dem etymologischen Wörterbuch Kluge zufolge auf dem nahezu gleichen germanischen Stamm »neuta/nauta«. Das bedeutet ursprünglich »Nützen oder Vorteil haben« und in der Gemeinschaftsbildung »der das Vieh gemeinsam hat«. Zudem weist die Vorsilbe »ge-« ursprünglich bei vielen Worten auf Zusammensein hin. Dass während gemeinsamer Mahlzeiten zwei zu Kumpel (compain, compagno, von lat. panis, Brot) werden können, liegt aber nicht nur daran: Wir essen und reden mit dem Mund. Gemeinsam Essen führt zum Austausch, schafft Nähe und Zusammenhalt, fördert emotionale Bindungen.

Genuss ist nicht dasselbe wie Lust. Lust kann als ein kurzfristiger und mitunter auch kurzsichtiger Konsum gesehen werden, der spontan geweckte Bedürfnisse befriedigt. Beim Genuss steuert der Kopf mit, bei der Lust geht es um das Animalische, das Instinktive. Bei der Lust hat die Vernunft Pause. Lustvolles kennt keine Grenzen. Mit Lust zu essen bedeutet, den Appetit zu stillen, zu verschlingen, sich fallen zu lassen. Genießen hat dagegen mit Selbststeuerung, Maßhalten, Autonomie und Zeit zu tun. Genießen geht mit bewusster Wahrnehmung und bewusster Gestaltung einher. Genuss unterscheidet sich daher auch eklatant von Gier und Sucht.

2.2 Wahre Feinspitze entkommen der Gier

Menschen sind Gewohnheitstiere: So gewöhnen wir uns auch an, das Gute und die Ansprüche an die Produkte und Zeiten, mit denen wir uns verwöhnen, zu steigern. Was zuerst als Genuss wahrgenommen wird, geht dann in puren Konsum über. Das Konzept dahinter nennt sich die hedonistische Tretmühle. Es ist also wie ein Genuss-Hamsterrad: Die genussvollen Eindrücke überwerfen sich, man nimmt sie in ihren Details nicht mehr wahr, schätzt sie weniger, braucht immer höhere Dosen, um für Genusserlebnisse empfänglich zu sein. Man wird ihrer fast überdrüssig. Und tatsächlich kann es schwierig sein, die Kette an gustatorischen, oder anderen, Höhepunkten zu unterbrechen. Manche meinen gar, süchtig zu sein. Doch dazu später. Bleiben wir bei der Gier: Wir wollen immer mehr und mehr ... immer aufregender, spannender, ekstatischer. Der Duden beschreibt sie als ein »auf Genuss und Befriedigung, Besitz und Erfüllung von Wünschen gerichtetes, heftiges, maßloses Verlangen". Kritisch daran ist das »Zuviel des Guten«.

Zum rechten Umgang mit Genüsslichem lässt sich eine Reihe an Aphorismen der vergangenen zweitausend Jahre sammeln. So meinte der griechische Schriftsteller Plutarch (~45 bis ~125) etwa: »Alle Vergnügungen auf alle Weise genießen zu wollen, ist unvernünftig; alle ganz zu vermeiden, gefühllos.« Christoph Martin Wieland, deutscher Dichter, Übersetzer und Herausgeber (1733-1813), konstatierte wiederum »Der allein ist weise, der im Sparen zu genießen, im Genuss zu sparen weiß.« Dass es auf zumindest zeitweise Askese ankommt, fasste auch David Friedrich Strauß, deutscher Schriftsteller, Philosoph und Theologe, 1808-1874, zusammen: »Wer weiß zu leben? Wer zu leiden weiß. Wer zu genießen? Wer zu meiden weiß.« Und die österreichische Schriftstellerin Marie von Ebner-Eschenbach (1830-1916) wies auf das rechte Maß hin: »Fortwährendem Entbehren folgt Stumpfheit ebenso gewiss wie übermäßigem Genuss.«

2.2.1 Ein Kommen und Gehen: Genuss und Askese

Das einzige Mittel gegen Gier und Überdruss ist die bewusste Auszeit von entsprechenden Stimuli: eine Phase der Askese. Askese stammt aus dem Griechischen und ist vom Zeitwort askeín (ἀσκεῖν) abgeleitet, das soviel wie ›üben‹ bedeutet. Seit der Antike wird damit eine Selbstschulung verstanden, um bestimmte Tugenden oder Fähigkeiten, Selbstkontrolle und/oder einen gefestigten Charakter zu erlangen.

Askese nimmt in der Überflussgesellschaft eine wesentliche Funktion ein und wurde gar als pädagogisches Prinzip formuliert. Genuss und Askese wirken wechselseitig aufeinander: Ohne Zeiten der Abstinenz ist kein Genuss möglich, ohne Zeiten des Genießens keine Enthaltsamkeit.

Dabei haben sich mehrere Aspekte der Askese als bedeutsam herausgestellt:

Der Bedürfnisaufschub: Ein Bedürfnis muss nicht unmittelbar befriedigt werden.

Die Anstrengung: Die Enthaltsamkeit ist mit einer gewissen Überwindung verbunden. Wer an einen asketischen Lebensstil gewöhnt ist, erfährt keinen Genussverzicht.

Die Entscheidung: Phasen der Enthaltsamkeit werden bewusst entschieden, also auch bewusst begonnen und bewusst beendet.

Die Autonomie: Askese wird einem nicht von außen oktroyiert – sie ist ein Zeichen autonomer Lebensführung und resultiert aus einem selbstfürsorglichen Umgang.

Menschen verzichten phasenweise auf unterschiedliche Dinge: Die Nahrungskarenz beim Fasten zählt sicher zu den häufigsten Varianten. Auch einzelne Genussmittel werden, vor allem in der Fastenzeit, häufig ausgespart, wie Fleisch, Alkohol oder Süßes. Auch sexuelle Enthaltsamkeit oder Kommunikationsverzicht (Schweigegebot) erfahren einen Aufschwung.

Zwanghaftes Asketentum kann aber auch krank machen. Das zeigen Befunde von Patienten mit koronarer Herzkrankheit. Mehr als andere neigen solche Menschen dazu, alle Dinge übernehmen zu wollen, ständig aktiv zu sein, Krankheitssymptome kleinzureden und sich nichts zu gönnen. Ob letzteres daran liegt, dass sie es nicht wollen oder ob sie es nicht können, ist noch nicht erforscht.

2.2.2 Vom Genuss der Genügsamkeit

Menschen, die langfristig freiwillig auf etwas verzichten, werten herkömmliche Werte um. »Sie negieren das, was für uns der Inbegriff der Lebensqualität geworden ist, also Wohlstand, Komfort, Sicherheit, mein Haus, mein Auto, mein Boot«, sagt der Theologe und Buchautor Hermann Detering. Asketen orientieren ihr Leben jenseits des Konsums und finden Erfüllung und Sinn abseits des Mainstreams. Asketen sind durchwegs hart zu sich selbst, entziehen sich aber auch dem gesellschaftlichen Spiel von Macht und Einfluss. In früheren Zeiten wurde Askese meist mit religiöser Motivation und Transzendenz begründet. Heute können, je nach eigener Sichtweise, auch jene als Asketen gelten, die grundsätzlich soweit wie möglich auf Konsum verzichten, vegan leben, sich nur von Lebensmittelabfällen ernähren oder einen ökologischen Lebensstil pflegen …

Was lässt sich von Hardcore-Asketen vergangener Tage wie Wanderasketen oder Bettelmönchen abschauen? »Man kann lernen, dass der Weg zur inneren Freiheit immer über den Verzicht geht. Verzicht auf übermäßiges Essen und übermäßigen Alkoholgenuss und alles, was uns abhängig und unfrei gemacht hat, ist ein guter Anfang«, so der Theologe Detering. Die kleine Schwester der Askese ist übrigens die Genügsamkeit: Es muss also nicht immer völliger Verzicht sein – wissen, wann es genug ist, genügt auch.

Wie wichtig zeitweiliger Verzicht für das Genießen ist, veranschaulicht auch die Sage »Speck und Erbsen« aus dem Jahr 1926:

»Der Kurfürst Jan Willem hatte sich einmal auf der Jagd im Königsforste zu Bensberg verirrt und wußte sich gar nicht zurechtzufinden. Er ging viele Stunden lang bis über Mittag und wurde bei der Anstrengung gewahr, wie der Hunger tut. Der ist bei so vornehmen Leuten ein höchst seltener Gast, und der Kurfürst hat ihn wohl zum erstenmal kennengelernt. Doch mußte er noch bergauf, bergab in dem großen Walde gehen, ehe er an ein Haus kam. Da sank er vor Ermüdung zusammen und bat um Essen. Die Bäuerin hatte Speck und Erbsen gekocht und setzte das dem Kurfürsten vor in der Meinung, er sei ein fremder Jägersmann, wie er angab. Das Speck- und Erbsengericht und das Haferbrot der Bäuerin aber schmeckten ihm so wohl, wie ihm noch nie eine Speise gemundet hatte, und als er nach Düsseldorf in sein Schloß zurückgekehrt war und ihm die leckeren Speisen der Fürstentafel nicht schmecken wollten, da befahl er, Speck und Erbsen zu kochen; denn das sei, sagte er, das köstlichste Essen von der Welt. Aber wie es der Küchenmeister auch anrichten wollte, der Kurfürst sagte, im Königsforst habe er das besser gegessen.

Schließlich mußte ein Eilbote hinausreiten zum Königsforst und die Bäuerin bestellen, die von Bensberg im landesherrlichen Wagen nach Düsseldorf abgeholt wurde, damit sie die Lieblingskost dem Kurfürsten so schmackhaft zubereiten sollte, wie er sie in ihrem Hause genossen hatte; auch mußte sie auf seinen Befehl ein Bauernbrot mitbringen. Aber was die gute Frau ihm kochte, das wollte ihm ebensowenig schmecken wie das Haferbrot, das sie mitgebracht hatte; denn die Hauptwürze, der Hunger, fehlte ihm, der bei der Ermüdung im Königsforste die Speisen so gewürzt hatte. Da wurde er denn klug daraus und pries die Arbeiter glücklich, daß ihnen bei naturgemäßer Bewegung in ihrem Arbeitsleben jede Mahlzeit munde.

Davon hatte man im Bergischen ein Sprüchlein, das lautet:
Wer sich durch Arbeit nicht tut schrecken,
dem wird's wie dem Jan Willem schmecken.

Auch gelten seit jenem Begebnis Speck und Erbsen im Bergischen als Heimatkost und Leibgericht.«
- Zuccalmaglio II, 34.

2.2.3 Schätzen, was man hat

Frei von Begierde zu sein heißt also, vollkommen oder ganz zu sein. Es fehlt einem nichts. Umgekehrt ist die Triebfeder der Gier das Gefühl des Mangels. Und ein Mangel ist in Konsumgesellschaften schnell ausgemacht. Tatsächliche Bedürfnisse rücken dabei oftmals ins Hintertreffen und aufkeimende Unzufriedenheit wird überlagert mit dem nächsten Kompensationsakt – dem nächsten Einkauf, dem nächsten Bissen.

Der Gier keine Angriffsfläche zu bieten, bedeutet in erster Linie: anzuerkennen, was da ist. Wer sich selbst Antworten darauf gibt, was einem wirklich fehlt, wird innerlich freier. Wer seine Leere füllt, hat es nicht nötig, das Buffet zu stürmen, mit überladenen Tellern zum Tisch zurückzukehren, sich zu überfressen oder erst recht die Hälfte stehen zu lassen. Auch wenn es noch so gut schmeckt. Nie genug haben kann dagegen der, der seine Bedürfnisse nicht kennt. Die Gier auszutricksen hat auch mit Würde zu tun: Dankbarkeit, Bescheidenheit und Demut mögen etwas aus der Mode gekommen sein, bilden aber immer noch Eckpfeiler gelassener Existenzen. Damit lässt sich aus der Fülle schöpfen, nicht aus dem Mangel.

2.2.4 Fülle durch Konzentration

Mehr in dem zu finden, was man hat, funktioniert über eine geschärfte Wahrnehmung. Man braucht nicht mehr, wenn die Sinne auf Maximum geschaltet sind: Bewusst die Meeresbrise spüren, den Sand von den Füßen reiben, das Stück Schokolade auf der Zunge zergehen lassen, den Wein, das Wasser oder den Tee schmecken, eine Umarmung auskosten, jeden Atemzug wahrnehmen. Finetuning der Sinne erfüllt und führt zum Genuss. Die Gier zeigt sich dann im Streben nach einer immer feineren und bewussteren Wahrnehmung. Im Herauskitzeln der Details, im Erkenntnisgewinn. In der Distinktion. Wie wirken welche Eindrücke auf uns? Was macht das mit mir? Die Reflexion und das Wachhalten der Erinnerung steigern die Erfahrung und sättigen mehr als Materielles.

Wie Zufriedenheit und Glück sogar mit einem steten Verlust von Hab und Gut einhergehen kann, erzählt das Märchen von »Hans im Glück«: Für sieben Jahre Arbeit erhält Hans einen kopfgroßen Klumpen Gold. Diesen tauscht er gegen ein Pferd, das Pferd gegen eine Kuh, die Kuh gegen ein Schwein, das Schwein gegen eine Gans, und die Gans gibt er für einen Schleifstein mitsamt einem einfachen Feldstein her. Er glaubt, jeweils richtig zu handeln, da man ihm sagt, ein gutes Geschäft zu machen. Von Stück zu Stück hat er auf seinem Heimweg scheinbar weniger Schwierigkeiten. Zuletzt fallen ihm noch, als er trinken will, die beiden schweren Steine in einen Brunnen. »So glücklich wie ich«, rief er aus, »gibt es keinen Menschen unter der Sonne.« Mit leichtem Herzen und frei von aller Last ging er nun fort, bis er daheim bei seiner Mutter angekommen war. (Fassung der Brüder Grimm)

2.3 Sucht sucht

Genuss wird aber nicht nur mit Gier in Verbindung gebracht, sondern auch mit Sucht. Physiologisch lassen sich zwei Mechanismen zu Genussgefühlen feststellen: Der eine ist jener mittels Substanzen wie Alkohol, Kokain oder Nikotin. Die entsprechenden Moleküle kommen über den Blutkreislauf ins Gehirn und wirken dort direkt auf das Dopaminsystem. Es folgt eine verstärkte Ausschüttung von Dopamin und anderen Katecholaminen. Der andere Mechanismus führt über Sinneswahrnehmungen wie Riechen, Sehen, Fühlen ..., die an Rezeptoren Impulse erzeugen, die wiederum über Acetylcholin vermehrt zur Dopaminausschüttung führen. Das dopaminerge System sorgt dafür, dass auf die im Gehirn erzeugten Erregungen Handlungen folgen.

Nutzt man Genussmittel nur ihrer Wirkung wegen und meint man, die Glücksgefühle bloß noch dadurch zu erzielen, bewegt man sich eigentlich schon abseits des Genusses. Wenn also der Kaffee nur noch zum Aufputschen dient, der Wein bloß mehr entspannt und berauscht, die Zigarette nicht schmeckt, nur anregt oder beruhigt. Wenn also Genussmittel nicht für den Genuss gebraucht werden, sondern auf Dauer unbewältigbare oder Alltags-Situationen, Stress und Ärger kompensieren sollen. Wenn das Glas Bier belohnt, die Schokolade den Frust verdauen soll, das neue Kleid die innere Leere füllt. Wenn man ausweicht.

Können aber auch einzelne Nährstoffe unabhängig davon süchtig machen? Zucker ist immer wieder in Diskussion. Suchtexperten sehen die Basis dafür nicht gegeben. Denn das Entscheidende an einem Suchtmittel ist, dass es unglaublich gut und unmittelbar wirken muss, dass es uns massiv psychisch verändert, dass es also psychotrop wirkt. Wie eben Opiate, Kokain, Tranquilizer oder Alkohol. Mit Zucker lässt sich eine derartige psychotrope Wirkung nicht erreichen. Schließlich ist Sucht immer etwas Desaströses, etwas, das einem irgendwann völlig entgleitet. Da ist man bei Zucker weit davon entfernt. Selbstverständlich gibt es auch bei Zucker Menschen mit übermäßigem Konsum. Doch nicht jeder übermäßige Konsum führt zu einer Abhängigkeit. Für das Abhängigkeitssyndrom gibt es zudem, gemäß der sogenannten ICD-10 Systematik (*International Statistical Classification of Diseases and Related Health Problems*), eine klare Definition. Danach müssen mindestens drei von sechs Kriterien über mehrere Wochen zutreffen, bevor man von einer Sucht spricht (s. unten).

Kriterien für ein Abhängigkeitssyndrom:

1. Ein starker Wunsch oder eine Art Zwang, psychotrope Substanzen zu konsumieren (*Craving*)
2. Verminderte Kontrollfähigkeit bezüglich des Beginns, der Beendigung und der Menge des Konsums (*Kontrollverlust*)
3. Ein körperliches Entzugssyndrom bei Beendigung oder Reduktion des Konsums (*Körperliche Abhängigkeit*)
4. Nachweis einer Substanztoleranz (*Toleranzentwicklung*)
5. Fortschreitende Vernachlässigung anderer Vergnügen oder Interessen (*Psychische Abhängigkeit I*)
6. Anhaltender Substanzkonsum trotz Nachweises eindeutiger schädlicher Folgen (*Psychische Abhängigkeit II*)

Körpereigene Drogen durch Fett

Bei Fett ist der Mechanismus im Körper genauer geklärt: Es setzt körpereigene Drogen frei – nämlich dann, wenn Fett auf der Zunge schmilzt. Diese sogenannten Endocannobinoide entstehen im vorderen Abschnitt des Darms und steigern den Appetit auf das Weiteressen. Das bedeutet, dass es zu einer

Spirale kommt: Wieder landet Fett auf der Zunge und wieder werden Endocannabinoide freigesetzt. Oft ist es daher nicht leicht, mit dem Essen von fetten Lebensmitteln oder Speisen aufzuhören. Doch nicht alle Menschen reagieren gleich. Der eine tut sich schwerer als der andere. Und nicht jeder ist übergewichtig. Das hängt von vielerlei Faktoren ab. Zum einen von der inneren Einstellung und Selbstdisziplin, zum anderen vom restlichen Ernährungsverhalten und Lebensstil, in erster Linie vom Bewegungsmuster. Solch endogene Drogen gibt es beim Verarbeiten von eiweißreichen oder zuckerreichen Speisen übrigens nicht.

Sucht durch achtsamen Genuss reduzieren

Sucht ist oftmals nicht die Primärerkrankung, sondern folgt auf psychische Erkrankungen wie Depressionen, Angst- und Panikstörungen. Rund ein Drittel schwer depressiver Menschen ist süchtig, bei einer generalisierten Angststörung sind 14 % (Männer) bzw. 36 % (Frauen) von irgendeiner Substanz abhängig. Zerlegt man Suchtprophylaxe etymologisch, steht »pro« für »vor« und »phylax« für »Wachsamkeit« oder übersetzt in den Kontext für »behüten, beschützen, wachsen lassen«. Was lässt nun Menschen wachsen? Geborgenheit, Sinn und Orientierung, Abenteuer und Selbsterfahrung, Anerkennung und Bestätigung, Glück und Zufriedenheit, Bewegung und Körpererfahrung. Einen Großteil haben wir selbst in der Hand. Ein selbstfürsorglicher und genussvoller Umgang hat sich als wesentlicher Kern in der Therapie und Prophylaxe erwiesen. Denn die Psychologie des Genießens gründet auf den gleichen psychologischen Abläufen, die für seelische Gesundheit bestimmend sind. Dr. Rainer Lutz hat vor mehr als 25 Jahren ein Gruppentherapieprogramm dazu entwickelt: die »Kleine Schule des Genießens«. Es kommt seither in psychiatrischen oder psychosomatischen Kliniken zum Einsatz. Aus den Erfahrungen mit der Genussgruppe ließ sich der euthyme Therapieansatz ableiten. Zentraler Inhalt ist die Wieder-Entdeckung der Sinne. Sie wecken ganz unmittelbar positive Emotionen, wodurch ein allgemeinpsychologischer Mechanismus gefördert wird: nämlich die Aufmerksamkeit auf Positives lenken zu können und zu halten. Diese Fokussierung gilt als grundlegendes Verhalten, um seelische Gesundheit zu fördern.

2.4 Können wir geniessen?

Für die große Mehrheit in Österreich und Deutschland ist genießen wichtig, sogar wichtiger als Karriere, Geld oder soziales Ansehen (89 bzw. 86 %). Doch viele leiden unter mangelnder Zeit dafür und wünschen sich, sich für die genussvollen Momente im Leben mehr Zeit nehmen zu können. Im Vergleich zu Deutschland wird dem Genießen hierzulande mehr Zeit eingeräumt. Allerdings genießen die Deutschen entspannter, die Österreicher haben ständig ein schlechtes Gewissen dabei. Gut acht von zehn Personen verschaffen sich auch aktiv im Alltag Genussmomente. Dabei sagen nur 15 %, dass das Genießen heutzutage leichter ist als vor 25 Jahren. Das sind Resultate einer Befragung aus 2014 des Marktforschungsinstitutes *market* in Österreich mit 1007 Teilnehmern zwischen 22 und 49 Jahren und von FORSA in Deutschland. Daten des

Österreichischen Genussbarometers des *forum. ernährung heute* aus 2009/10 mit 2000 Teilnehmern zwischen 14 und 69 Jahren stimmen mit den Ergebnissen überein. Genuss ist mehr eine Frage des Lebensstils als jene der Geldtasche. Immerhin schätzen sich acht von zehn als Genießer ein. Und nur 0,8 % der Befragten finden, dass Genießen ein teures Vergnügen ist. Doch ein detaillierter Blick zeigte auch da: Die Mehrheit zweifelt beim Genießen und hat ein schlechtes Gewissen.

Denn nicht jeder kann genießen. Menschen unterscheiden sich in ihrer Fähigkeit dazu. Nach dem Bilanzierungsmodell von Roland Bergler lassen sich drei Typen ableiten: *die Genießer, die Genusszweifler und die Genussunfähigen.* Das Modell gründet auf einer Art Kosten-Nutzen-Rechnung für soziale Beziehungen und einer Erwartungs-mal-Wert-Theorie. Wieviel muss ich investieren und was kommt bei dem Verhalten heraus? Ist der Nutzen größer als der Aufwand? Und welches Verhalten verspricht den meisten Wert? Am Beispiel Sport: Überwiegt der Nutzen gegenüber den Kosten? Also Auspowern, gute Laune, Stabilisierung des Körpergewichts, Treffen von Freunden, Abschalten ... gegenüber Zeitaufwand, Überwinden des inneren Schweinehunds, Umziehen, Anstrengung? Wenn ja, dann wird man bei der Sportart bleiben. Die zweite Theorie kommt ins Spiel, indem in die jeweilig persönliche Kalkulation eingeht, ob zum Beispiel eine andere Sportart die persönlich wichtigsten Bedürfnisse ebenfalls erfüllen oder gar übertreffen würde. Je nachdem bleibt man bei der einen Sache, wechselt oder macht beides.

Bei der Bewertung des eigenen Genussverhaltens ist es ähnlich. *Genießer* ziehen bei genussvollem Verhalten eine positive Bilanz. Bei ihnen überwiegen in der persönlichen Bewertung deutlich die wahrgenommenen vorteilhaften Folgen des Genießens gegenüber möglichen Nachteilen. Gute Laune, Entspannung und gesteigertes Wohlbefinden bewerten sie weitaus höher als mögliche zeitliche oder finanzielle Einschränkungen.

Genussunfähige sehen im Genießen kaum Vorteile und bewerten die Nachteile als wahrscheinlicher und bedeutsamer. Die persönliche Genussbilanz fällt für sie negativ aus. Sie können sich weder vorstellen, ihre Laune, ihr Selbstbewusstsein, ihre Leistungsfähigkeit oder Problemlösekompetenzen mit genussvollen Handlungen verbessern zu können, noch nehmen sie die entspannende Qualität wahr.

Zwischen den beiden rangieren die *Genusszweifler*. Sie genießen eigentlich gerne, aber mit schlechtem Gewissen. Sie ängstigt der Gedanke, beim Genießen zu gierig oder unkontrolliert zu handeln; zudem befürchten sie zum Beispiel zeitliche oder finanzielle Kosten. Genusszweifler nehmen Vorteile und Nachteile gleichermaßen wahr und kommen somit zu einer ambivalenten Haltung. Damit lebt der Genusszweifler ständig angespannt in der Ungewissheit, ob er sein Verhalten nun gut oder schlecht finden soll.

Die Kategorisierung in die drei Typen lässt sich über Fragen nach den Assoziationen zum Genießen und den persönlichen Auswirkungen von Genussentzug, also der Bilanzierung zu den Vor- und Nachteilen des Genießens, treffen.

Für Österreich ergab sich im Österreichischen Genussbarometer des *forum. ernährung heute* (f.eh) aus 2009/10 folgende Aufteilung: 15 % Genießer, 68 % Genusszweifler und 17 % Genussunfähige. Die Ergebnisse des f.eh-Genussbarometers »Best

Ager« in der Altersgruppe der 60- bis 79-Jährigen aus dem Jahr 2014 mit 300 Personen deuten darauf hin, dass mit dem Alter das Genussverständnis steigt: Zwar ist auch bei der Generation 60+ die überwiegende Mehrheit den Genusszweiflern zuzuordnen (70,5 %), doch 29 % sind Genießer. Der Anteil der Genussunfähigen liegt demnach in dieser Umfrage unter 1 %.

3

Eine Kulturtechnik in der Krise oder: Warum klappt es oft nicht?

»Wenn das Alte stirbt und das Neue (noch) nicht geboren werden kann, spricht man von einer Krise«, so hat es einmal der italienische Philosoph Antoni Gramsci formuliert. So gesehen leben wir nicht nur in einer Wirtschafts-, sondern seit langem schon in einer Krise rund ums Essen und Genießen: Rund um unseren Umgang mit Lebensmitteln, unser Verständnis über deren Herstellung, die Wertschätzung für die Produkte und auch die Zeit, die wir dem Essen und Trinken, der Besorgung und Zubereitung, dem geselligen Miteinander einräumen. Tagtäglich heißt es zu entscheiden: noch ein Bissen oder aufhören? Alleine jetzt essen oder später gemeinsam? Einkaufen und kochen oder doch auswärts essen? Gemüse oder Fleisch? Saisonal und regional? Bio oder konventionell? Selbst gemacht oder Fertigprodukt? Oder fertig, aber »wie selbst gemacht«? Wie wir entspannt und gelassen mit dem Angebot und unseren Möglichkeiten Lebensstilen umgehen – das ist noch nicht »neu geboren«. Wir sind mitten drin, in der Genuss-Krise.

Wie und was wir konsumieren, spiegelt wider, wo und mit wem wir leben. Essen und Trinken werden daher als ein soziales Totalphänomen bezeichnet. Das heißt nichts anderes, als dass es auf viele Bereiche des Lebens wirkt und umgekehrt von vielen beeinflusst wird. Es ist ein Unterschied, ob ich in einem Dorf lebe oder in einer Stadt mit unzähligen kulinarischen Angeboten. Auch die Bedingungen am Arbeitsplatz vermitteln eine kulinarische Struktur: Gibt es eine Kantine, eine Küche oder ansprechende und leistbare Lokale rundherum? Wie viel Zeit darf das Essen einnehmen? Welchen Stellenwert hat es? Mit wem isst man? Und mit wem nicht? Wie verändern sich eigene Gewohnheiten mit einem Wohnsitz-, Partner- oder Jobwechsel?

Essen und Trinken sind höchst individuell und gleichzeitig ein sozialer Spiegel. In welcher Gesellschaft wollen wir leben? Die Antworten darauf zeigen sich eben auch darin, wie wir mit Nahrung umgehen. »Essensordnungen sind Offenbarungen über Kulturen«, deutete Friedrich Nietzsche schon an. Schließlich definieren sich Gesellschaften nicht bloß über ihre rechtlichen, sozio-ökonomischen und politischen Systeme. Nationalgerichte stehen oft stellvertretend für das Savoir-vivre eines Landes. Was wäre Österreich ohne Wiener Schnitzel, Apfelstrudel oder Kaiserschmarren? Italien ohne Pasta und Pizza, Spanien ohne Paella? Deutschland ohne Bratwurst, England ohne Fish and Chips oder Roastbeef? Die Schweiz ohne Käsefondue und Raclette? Ungarn ohne Gulyás? Und Frankreich? Seit 2010 zählt die gesamte Küche zum Weltkulturerbe. Bouillabaisse, Coq au Vin, Mousse au Chocolat, eine delikate Käseauswahl und Wein als immanenter Begleiter: Nicht die Speisen an sich überzeugten die UNESCO für ihre Entscheidung, die französische Küche als Kulturerbe zu verankern. Viel eher sei in Frankreich die *Cuisine française* eben die gebräuchlichste Art, die »wichtigsten Momente im Leben zu feiern". Damit zählt die Art und Weise, wie die Franzosen essen, nun selbst zu einem schützenswerten Kulturgut. Anlass für den Antrag war der Umstand, dass das traditionelle Essen mit Apéritif, Vorspeise, Hauptgericht, Nachtisch, Käse und Kaffee nur noch selten stattfinde. Zu sehr würde Fast Food um sich greifen, die Mahlzeiten werden immer kürzer und Kinder würden die kulinarische Tradition nicht mehr mitbekommen. Dagegen sollte ein Signal gesetzt werden. Das Essen selbst, und nicht nur die Lebensmittel, soll wieder einen höheren Stellenwert in der Gesellschaft erlangen.

Auch die Italiener greifen zu kulturell ausgezeichneter Küche: Die gesamte mediterrane Kost wurde ebenso zum immateriellen Weltkulturgut erhoben. Auf ihre traditionelle Lebens- und Ernährungsweise besinnen sie sich nun aber in einer Zeit, in der die industrielle Produktion schrumpft, die wirtschaftliche Kraft nachlässt, die Arbeitslosigkeit zunimmt, die Infrastruktur in den Städten zusammenbricht. Sie ziehen vermehrt auf das Land, übernehmen Höfe und widmen sich wieder der Produktion regionaler Nahrungsmittel. In der Krise entdecken die Italiener erneut ihre Lebensfreude im Einfachen und Unverfälschten. Sie nehmen sich Zeit für Belohnung. Sich etwas gönnen gleicht dem Rettungsanker im tristen Alltag.

Genuss gewinnt als Antidepressivum an Wert. Kostengünstiger lassen wir uns nicht bei Laune halten. Nur: Genießen muss erlaubt sein. Und: Genießen können fällt nicht allen in den Schoß. Es braucht ein förderliches Umfeld, eine genussfreundliche Kultur, einen entspannten Zugang. Woran liegt es, dass wir nicht »genießen«, sondern »sündigen«?

3.1 Die Gesundheitsgesellschaft: vom sechsten Kondratieff zur Ideologie

Der Wert »Gesundheit« hat gesellschaftlich eine beachtliche Aufwertung erfahren. Dafür gibt es mehrere Erklärungen. Eine resultiert aus der Theorie der langen Wellen. Im Gegensatz zu kurzen und mittleren Wirtschaftszyklen mit einer Dauer von drei bzw. sieben bis elf Jahren sind das jene Grundschwingungen in der Marktwirtschaft, die einen Zeitraum von 40 bis 60 Jahren umfassen. Sie werden nach ihrem Entdecker Nikolai Kondratieff »Kondratieffzyklen« genannt. Auslöser dieser langen Wirtschaftszyklen sind bahnbrechende Erfindungen, die große gesellschaftliche und wirtschaftliche Veränderungen mit sich bringen. Das war die Dampfmaschine ebenso wie die Erfindung des Autos oder die Informationstechnologie. Das Gesundheitswesen ist nun der Antriebsmotor für die sechste lange Welle, die um die Jahrtausendwende begann. Zwei Innovationsschübe sprechen dafür: die Biotechnologie und der Stellenwert psychosozialer Gesundheit. In den Bereich Biotechnologie fallen Ernährung, Therapien, Medizintechnik, Diagnosen, Medikamente, Landwirtschaft, Umwelt- und Naturschutz, Energieerzeugung, et cetera. Die psychosoziale Gesundheit birgt Potenzial, wenn man alle Kosten, Verluste und Schäden zusammenzählt, die mit Kriminalität, Diebstahl, Betrug, Drogen, Gewalt, Korruption, Menschenhandel, Terrorismus, Umweltzerstörung, Energievergeudung, Ausgaben für innere und private Sicherheit, Bürgerkriege und militärische Einsätze zusammenzählt. Ein weit gespanntes Feld.

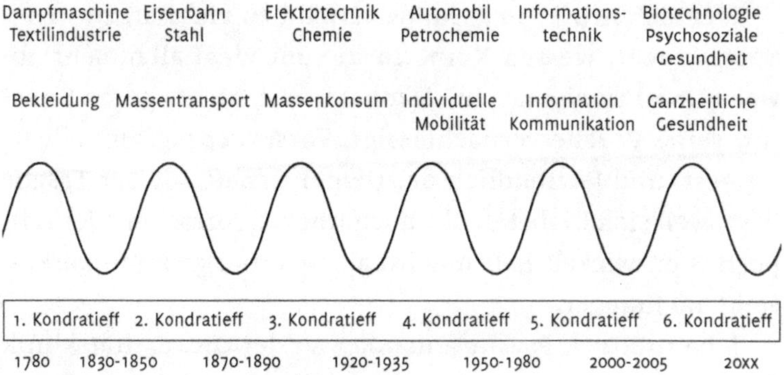

Abb. 1: Die langen Wellen der Konjunktur
Quelle: Nefiodow, Leo: Der sechste Kondratieff, 2001.

Für den Einzelnen aber ist Gesundheit als Megatrend eher spürbar, weil sie ideologischen Charakter angenommen hat. Gesundheit wird als das höchste Gut des Menschen verkauft. Und viele glauben, das war schon immer so. Doch das ist falsch. Gesundheit zu verabsolutieren ist ein Zeichen unserer Zeit. »Das Streben nach Gesundheit kompensiert die innere Glaubensleere unserer Gesellschaft«, meint der österreichische Schriftsteller, Theaterregisseur und Filmemacher Walter Wippersberg. In Deutschland gehen mehr Menschen ins Fitnessstudio als in die Sonntagsmesse. Er spricht gar von einer »Gesundheitsreligion«, die, wie banal, als einziges Ziel ein möglichst langes Leben hat, sich nur diesseitig orientiert. Moral, Tradition und etablierte Religionen bilden keine stabilen gesellschaftlichen Werte mehr und halten keine allgemein gültigen Argumente gegen abweichendes Verhalten bereit. Der »Sünder« wäre ausgestorben, gäbe es nicht den gesellschaftlichen Imperativ zur Gesundheit.

Wer sich heute »ungesund« verhält, zu viel isst, zu wenig Sport macht, wessen Körperform vom Ideal allzu sehr abweicht, wer zu viel raucht, Alkohol trinkt, nichts gegen Stress tut, seine Psyche vernachlässigt, Vorsorgeprogramme verweigert, und letztendlich der Gemeinschaft auf der Tasche liegt, weil sich Diabetes, Bluthochdruck, Depression oder Adipositas entwickelt haben, wird als unsozial gebrandmarkt – steht am Pranger.

Johann Kinzl, Psychosomatiker an der Universitätsklinik Innsbruck, spricht vom »Foodamentalismus« und sieht diesen ebenfalls im Gesundheitswahn begründet. Das Essverhalten wird krisenanfällig, weil die Gesundheitsaspekte zu sehr in den Vordergrund rücken und gleichzeitig der Vergnügungsfaktor vernachlässigt wird. Es wird durch Vorschriften und eine Auswahl nach »guten« und »bösen« Lebensmitteln gestört. Vor Jahren schon wurde dieses Phänomen wissenschaftlich beobachtet und unter dem Begriff »Orthorexie« zusammengefasst. Dabei geht es um ein krankhaftes »richtig essen«. Was sich bei den einen als Splen entwickelt und noch als verschrobener Zugang zum Essen bezeichnet werden kann, mausert sich bei anderen zur veritablen Essstörung, die in ihrer Manifestation durchaus mit Anorexie (Magersucht) oder Bulimie (Ess-Brech-Sucht) mithalten kann. Generell geht es aber weniger um die Tatsache, dass immer mehr Menschen aus verschiedenen Motiven heraus ihr Lebensmittelspektrum einengen. Verstörend ist der Gutmensch-Aspekt, das Missionarische und Ideologische daran.

Denn Gesundheitsideologen unterscheiden messerscharf zwischen richtig und falsch, zwischen »gut« und »böse«, wünschenswert und verdammungswürdig. Ihre Gesinnung ist binär codiert: 0 oder 1. Es gilt das eine oder genau das andere. Dazwischen hat nichts Platz. Schwarz oder Weiß – Grautöne fehlen. Ideologen übernehmen Verantwortung für Ihre Haltungen, nicht aber für ihre Handlungen. Sie sehnen sich nach klaren Handlungsempfehlungen. Dafür können die Fakten durchaus etwas verdreht werden. Der Zweck heiligt die Mittel. Rationale Gründe sind nur von Interesse, wenn sich damit eigene Positionen untermauern lassen.

Philosophen dagegen wägen ab. Sie sind auf der Suche nach dem rechten Maß, haben die Konsequenzen im Auge und bemühen sich um eine ganzheitliche Betrachtungsweise. Um das konkreter zu machen, ein Beispiel anhand der Frage: »Soll man Schweinefleisch essen?«. Philosophen werden darauf antworten: »Kommt darauf an.« Sie fragen nach der Menge, nach artgerechter Haltung, stressfreier Schlachtung, danach, ob man grundsätzlich Tiere essen soll. Oder danach, was ein Schaf oder Rind vom Schwein unterscheidet. Etwa, dass Wiederkäuer aus für den Menschen nicht verdaulichem Gras ein wertvolles Lebensmittel bilden. Oder warum ein Schwein »unreiner« sein soll als ein Rind. Anhänger jüdischer oder islamischer Religion beispielsweise werden auf die Frage mit ihren Essensregeln mit einem Nein antworten. Sie berufen sich dabei nicht auf naturwissenschaftliche oder hygienische Erkenntnisse, sondern begründen ihre Gesinnung mit historisch gewachsenen Traditionen. Was die Gesundheit betrifft, so gleicht sie in der ideologischen Argumentation oft nur einem Feigenblatt.

Denn ging es um sie, bräuchte man sich nur um eines der im Kontext mit Essen und Trinken wohl am häufigsten zitierten Naturgesetze zu bemühen: jenes von Philippus Theophrastus Aureolus Bombast von Hohenheim, einem Arzt aus dem 16. Jahrhundert, genannt: Paracelsus. Er lehrte: »Alle Dinge sind Gift, und nichts ist ohne Gift, allein die Dosis macht's, dass ein Ding kein Gift sei.« In der richtigen Menge kann also eine Substanz ein Heilmittel sein, im Übermaß aber ein Gift. Dazwischen sitzt der sogenannte qualitative Sprung. Das rechte Maß ist also kein reines Quantum: Es ist ein Qualitativum.

3.2 Gesunde Bürger im gesunden Staat

Zwar reklamieren wir für das Essen, dass es »Geschmackssache« sei und unser Verhalten also niemanden etwas angehe. Es wird auch als Teil des Privaten gesehen, weil es traditionell und räumlich im Bereich der Familie und des Hauses angesiedelt war. Aber natürlich war Essen nie nur rein privat. Essen und Politik waren immer schon aneinander geknüpft. Hungerrevolten gelten nahezu als konstanter maßgeblicher Auslöser für sozialen Unfrieden über die Jahrhunderte hinweg. Die Vermeidung von Hunger gehört seit jeher zu den zentralen Aufgaben der Ernährungspolitik, seit 1976 ist das Menschenrecht auf Nahrung auch festgeschrieben. Das Ernährungsverhalten jenseits von Mangel scheint dagegen nicht in den Zuständigkeitsbereich der Politik zu fallen. Doch nun werden in einer Gesellschaft, die individuelle Freiheit und Demokratie großschreibt, abweichende Verhaltensformen, Körperformen und Gesundheitszustände zum Politikum. Ist das nicht ein Widerspruch? Von Politik und Versicherungsanstalten werden seit Jahren die volkswirtschaftlichen Kosten von Fettleibigkeit, Diabetes, Bluthochdruck und Co. ins Treffen geführt.

Mit sämtlichen nach sich ziehenden Krankheiten, sogenannten Komorbiditäten wie Rückenschmerzen, Gelenksprobleme, diabetische Nierenerkrankungen, et cetera machen die nicht übertragbaren Krankheiten tatsächlich einen beträchtlichen Teil der Ausgaben im Gesundheitssystem aus. Nicht umsonst bietet beispielsweise die SVA günstigere Beiträge an, wenn gemeinsam erarbeitete Gesundheitsziele wie Abnehmen, Rauchstopp, Verbesserung der Blutfettwerte eingehalten werden. Wer brav und compliant ist, zahlt weniger. Denn während bei allen anderen Versicherungsaspekten der Zufallsfaktor zutrifft und das Solidarprinzip zum Einsatz kommt, gerät bei Zivilisationskrankheiten das Versicherungssystem in eine Krise. Ist doch sonst klar: Jeder zahlt einen kleinen Beitrag in die Gemeinschaft, keiner weiß, wen ein Schicksalsschlag trifft, die Kosten derjenigen, die Pech hatten, werden aus dem gemeinsamen Topf gespeist.

Bei Fettleibigkeit, Atherosklerose und Diabetes ist der Zufallsfaktor geringer als sonst wo. Das vorrangige Ziel ist demnach nicht (mehr) die Behandlung von Krankheiten, sondern deren Prävention sowie die Förderung von Gesundheit. Hinter vielen Maßnahmen steht als Grundannahme, dass Krankheit grundsätzlich vermeidbar ist, wenn der Einzelne nur ein ausreichendes Informations- und Risikomanagement betreibt und einen adäquaten Lebensstil pflegt. Was als gesundheitliche Fürsorge gedacht sein mag, kann sich aber rasch zur moralischen Bevormundung entpuppen. Vor allem, weil sich sämtliche Ratschläge und Empfehlungen an einer puritanischen Lust- und Genussfeindlichkeit orientieren.

Was passiert mit denjenigen, die sich nicht an die Normen der Gesundheitsgesellschaft halten wollen oder halten können? Die Übergewichtigen und Cholesterin-Junkies, die Raucher und die Bewegungsmuffel? Sie alle werden zu »Präventionsverweigerern«. Wer einer für »gesund« erklärten Lebens- und Ernährungsweise nicht entsprechen will oder das aus verschiedenen Gründen nicht kann, muss mit Diskriminierung oder Stigmatisierung rechnen. Denn die Gesundheitsgesellschaft reagiert zunehmend intolerant auf jene, die von ihrem Ideal eines vernünftigen und gesunden Lebens abweichen. Dabei haben gesundheitliche Aspekte bei den Überlegungen zu einem guten und rechten Leben immer schon eine Rolle gespielt. Auch Aristoteles und Seneca haben sie mitbedacht, doch an erster Stelle stand die Glückseligkeit, die Harmonie der Seele mit sich selbst. Für Epikur war gar die Freude am Leben, das Genuss- und Lustvolle das höchste Ziel. Dieser Ansatz würde sich mit einer gesundheitsfördernden Politik nicht widersprechen: Denn ein genussvoller Zugang fördert mehr oder weniger automatisch das Gesundsein und Wohlbefinden.

3.3 Schlanker Wahn

An der calvinistischen Genussfeindlichkeit und dem verkrampften Essverhalten ist die relativ junge Ernährungswissenschaft nicht ganz unbeteiligt. Der deutsche Gastronomiekritiker und -journalist Jürgen Dollase kritisiert, dass das Essen zunehmend in Zusammenhang mit Lebensmittelsicherheit und nur technokratisch als reine Nährstoffaufnahme diskutiert wird. Eine positive Stimmung für gutes, vielfältiges und gesundes Essen wird dagegen sehr viel seltener erzeugt.

In dieser Schieflage sieht er die positiven Zusammenhänge des Essens zerstört und seiner Meinung nach hat sie sich auch politisch so weit durchgesetzt, dass sie die offizielle Erziehung dominiert. Schließlich wird in Schulen kaum »Essen, Kochen und kulinarische Bildung« gelehrt, maximal Ernährungslehre.

Das Übermaß an »technokratischen« Ernährungstipps wie »Essen Sie mehr Vitamin C, weniger gesättigte Fettsäuren ...« hat zwar zur Folge, dass sich viele Menschen mehr Gedanken über ihre Ernährung machen, aber kein intuitiv gutes Gefühl zum »besser Essen« entwickeln. Spontan und vergnüglich bei der Sache zu sein und auf seine Körpersignale zu vertrauen, Hunger und Sättigung wiederzuerkennen, ist vielfach verloren gegangen. Wäre es nicht möglich, wieder toleranter und gelassener zu werden? Gerade in Hinblick auf die ständige Debatte rund um Übergewicht und Adipositas? Sind gesellschaftliche Gegenmodelle nicht längst fällig? Verkörpert der schlanke Idealkörper nicht auch zu sehr die Kontrolle über sich selbst? Das »sich Zusammenreißen«, »sich nicht gehen lassen«, seine Affekte im Zaum zu halten?

Eine bewegliche Ernährungswissenschaft könnte ihr Scherflein zu mehr Toleranz beitragen: Zum Beispiel, »wenn die BMI-Grenze, ab der eine Gesundheitsgefährdung gruppenstatistisch eintritt, liberalisiert und den empirischen Daten angepasst wird. Wenn mitgeteilt wird, dass sich vermutlich ab BMI 35 für viele Menschen das Gesundheitsrisiko erhöht und dass es bezüglich der Spannweite zwischen BMI 25 und 35 eine weniger gesicherte Datenlage gibt. Eine solche Toleranz würde vielleicht herausführen aus dem für die westlichen Industrienationen üblichen Teufelskreis von sich zu dick fühlen, eine Diät machen müssen, keinen Erfolg mit der Diät zu haben, depressiv auf den Misserfolg reagieren und noch mehr essen als davor«, sagt der Ernährungspsychologe Christoph Klotter von der FH Fulda.

David Katz, Professor für Medizin an der Yale University, schlägt in die nahezu selbe Kerbe: Er empfiehlt allen Normalgewichtigen, bloß nicht auf die Idee zu kommen, Gewicht abnehmen zu wollen. Selbst wenn sie aus ästhetischen Gründen zwei bis drei Kilo verlieren wollten. Vor allem Frauen sind gefährdet, bei vielen gehört es zum »guten Ton«, sich zu dick zu fühlen. Der Wunsch, schlank zu sein, steuert das Essverhalten vieler. Männer dagegen tun dies übrigens eher über Sport und Bewegung. Doch die kämpfen auch weniger mit gesellschaftlichen Idealen – noch. Frauen versuchen also, eher entweder durch dauerhaftes restriktives Essen, eine ständige Zurückhaltung oder periodisches Diäthalten ihr Gewicht zu halten oder zu reduzieren. Beides kann keineswegs als gesund interpretiert werden. Ständiges Kalorienzählen, das Auslassen von Mahlzeiten, bestimmten Lebensmitteln, das Bevorzugen von kalorienarmen Produkten oder Mini-Portionen. Gezügeltes Essen hat Wirkungen und Nebenwirkungen. Ein langfristiges gestörtes Essverhalten ist nicht selten der Fall. Daraus können Fehl- und Mangelernährung resultieren. Unter 16- bis 17-jährigen diäthaltenden Mädchen wurden in der deutschen DONALD-Studie beispielsweise doppelt so viele mit einer zu geringen Aufnahme von Zink, Folat, Vitamin B1 und B2 beobachtet als bei ihren Kolleginnen, die nicht auf Diät waren. Auch das Gegenteil des erträumten Wunschgewichts kann folgen: eine Spirale nach oben. Die Gewichtszunahme kann einerseits über den klassischen Jo-Jo-Effekt nach Diäten erfolgen. Andererseits essen gezügelte Esser eklatant mehr, wenn sie einmal ihre selbst auferlegte Diätgrenze überschritten haben. Das belegte das sogenannte Milchshake-Experiment.

Das Milchshake-Experiment: Wie gezügeltes Essen wirkt

Im Milchshake-Experiment wurden die Teilnehmer zu einer Eiscreme-Verkostung eingeladen und in drei Gruppen geteilt. Zur Begrüßung erhielten die Probanden der ersten Gruppe einen Milchshake, jene der zweiten zwei Shakes und jene der dritten keinen Shake. Danach durften alle so viel Eiscreme essen wie sie wollten. Die Teilnehmer wurden zudem mittels Fragebogen in »stark gezügelte Esser« und »wenig gezügelte Esser« eingeteilt. Damit ausgeschlossen werden konnte, dass die Teilnehmer hungrig waren, fand das Experiment nach der Essenszeit statt. Das Ergebnis zeigte wie erwartet: Je mehr Milchshakes wenig gezügelte Esser erhielten, desto weniger Eiscreme aßen sie. Bei den gezügelten Essern sah es anders aus: Wurde ihre Diätgrenze mit ein oder zwei Milchshakes überschritten, konnten sie sich bei der Eiscreme nicht mehr halten und schleckten umso mehr. Der Mechanismus dahinter folgt fast einem »ganz oder gar nicht«-Prinzip. Ist die erlaubte Menge ausgereizt, setzt die eigene Kontrolle aus: Die Zügel fallen aus der Hand. In der Praxis ist das bei all-you-can-eat-Buffets zu beobachten. Dann wird gegessen bis zum Umfallen. Es braucht aber nicht unbedingt Reize von außen, die gezügelte Esser aus dem Lot bringen. Sowohl positive als auch negative Emotionen sprengen eigene Diätgrenzen.

3.4 Stigmatisierung des Körperlichen

Dass sich zwischen Hunger und Sattheit eine dritte Grenze geschoben hat, die individuelle Diätgrenze, liegt vornehmlich am gesellschaftlichen Wandel bei der Bewertung von Figur und Gewicht. Seit den 1960er Jahren sind grobe Veränderungen zu verzeichnen. Wurden Anfang der 1970er Jahre dickeren Menschen noch die Eigenschaften »gemütlich« und »verträglich« zugeschrieben und konnten sich 40 % vorstellen, mit ihnen befreundet zu sein, so war deren Anteil 1979 auf nur noch 3 % geschrumpft. Was war passiert? Die Gesellschaft begann, eine schlanke Figur mit Eigenschaften wie erfolgreich, sportlich, diszipliniert und gesund zu verknüpfen. Dick dagegen erhielt die Zuschreibungen von »sich gehen lassen«, sich nicht unter Kontrolle haben.

Für extrem Fettleibige gehören kritische Blicke und abwertende Bemerkungen mittlerweile fast zum Alltag. Doch das ist nur ein Teil der Schikanen. Mit sozial negativen Zuschreibungen wie erfolglos, faul, dumm und undiszipliniert fällt es auch schwerer, einen Job zu finden, befördert zu werden oder sein Gehalt zu verhandeln. Stark Übergewichtige oder Adipöse sind seltener in Führungsebenen, in Politik und Management vertreten – Frauen, weil sie es dann noch schwerer haben, dorthin zu kommen. Und die wirklich dicken Männer werden an der Spitze rarer, weil es gesellschaftlich nicht mehr opportun ist. In den USA ist die Diskriminierung Adipöser in den vergangenen zehn Jahren um 66 % gestiegen und nun vergleichbar mit ethnischer Diskriminierung – vor allem bei Frauen. Mit der sozialen geht auch eine ökonomische Diskriminierung einher: Aktuellen Schätzungen zufolge verdient eine Frau um

9 % weniger, wenn sie 32 kg über dem Durchschnittsgewicht liegt. Das entspricht zirka einem Unterschied von 1,5 Jahren Ausbildung oder drei Jahren Arbeitserfahrung. Eine andere US-amerikanische Untersuchung zeigte sogar einen Einkommensunterschied von bis zu 24 % bei stark übergewichtigen weißen Frauen und fast 20 % bei stark übergewichtigen weißen Männern.

Die Einstellung gegenüber dem Körpergewicht anderer hängt stark mit der eigenen Figur zusammen. Schlanke Menschen verbinden mit Fettleibigen deutlich stärker negative Attribute wie »wenig motiviert« oder »faul« als Übergewichtige oder Adipöse. Je weniger Körpergewicht jemand selbst auf die Waage bringt, umso deutlicher bevorzugt er die Gesellschaft dünner Menschen (71 % der Untergewichtigen, 28% der extrem Adipösen). Das ergab eine Online-Umfrage unter 4300 Personen in den Jahren 2003 bis 2005. Gefragt wurde zudem nach möglichen Tausch-Szenarien: Statt adipös zu sein, würden

- 46 % lieber ein Jahr kürzer leben.
- 15 % sogar zehn Lebensjahre oder mehr geben.
- 33 % lieber geschieden sein.
- 25 % lieber unfruchtbar/zeugungsunfähig sein.
- 15 % bevorzugen, schwer depressiv zu sein.
- 14 % eher alkoholkrank sein wollen.

Gewichtsbedingte Stigmatisierung bildet einen deutlichen Risikofaktor für Depressionen, geringes Selbstwertgefühl, Körperunzufriedenheit und Suizidversuche. Dabei hängen die psychologischen Folgen weniger mit dem Körpergewicht als mit der Erfahrung mit Stigmatisierungen zusammen. Fragt man, wo die vorkommen, zeigt sich, dass sich knapp die Hälfte aller »Hänseleien« in der Familie oder im Freundeskreis abspielt. Vielen ist nicht bewusst, was sie damit auslösen. Selbst wenn es »nur Spaß« war oder »gar nicht so gemeint«, prägen sich abwertende Kommentare zur Figur mitunter über Jahrzehnte ein. So hatte beispielsweise eine Freundin, die wegen ihrer festen Waden als Jugendliche aufs Korn genommen wurde, zwanzig Jahre lang auf Kleider und Röcke verzichtet. Stets im Glauben, ihre Beine wären der Umwelt nicht zumutbar. Erst vor einigen Monaten, mit knapp vierzig, ging ihr der Knopf auf.

Diskriminierend können aber auch die Rundumbedingungen sein. Stephanie Freiin von Liebenstein, Gründerin der Gesellschaft gegen Gewichtsdiskriminierung in Deutschland, zählt dazu, »tagtäglich von den zu engen Sitzen in Bus, Bahn und Flugzeug daran erinnert zu werden, dass Menschen wie ich gesellschaftlich nicht erwünscht sind«. Und: »Ich ärgere mich darüber, dass das Dicksein in den Medien fast ausschließlich als Problem dargestellt wird, das es abzuschaffen gilt.«

Dazu beeinflussen Medien die gesellschaftliche Stimmung von einer anderen Seite: mit Coverstories der x-ten Diät, mit Schaltungen von magersüchtigen, minderjährigen und superschlanken Models. Wie es anders gehen kann, macht eine große Kosmetiklinie bereits seit Jahren vor. »Reale« Frauen mit Rundungen, Dellen, Selbstbewusstsein, Falten, grauen Haaren und Wohlbefinden werben für eine Körperlotion. Dove hat 2010 eine Umfrage unter 6.400 Frauen im Alter zwischen 18 und 64 Jahren zum Thema Schönheit und Selbstbewusstsein in 20 Ländern durchgeführt. Demnach bezeichnet sich nur 1 %

der österreichischen Frauen selbst als schön. Damit liegt Österreich im internationalen Vergleich auf einem der letzten Plätze. Weltweit sind es 4 %. Zwei von drei Frauen geben an, dass auf sie Schönheitsdruck ausgeübt wird – 30 % der Frauen in Österreich sagen, dass der größte Druck von ihnen selbst ausgeht. Rund zwei Drittel empfinden Druck durch die Medien und die Gesellschaft. Mehr als jede zweite Frau bezeichnet sich selbst als ihre größte Kritikerin beim Thema Schönheit. Mit Augen, Mund und Lächeln sowie Haaren sind die Frauen selbst am ehesten zufrieden, am wenigsten können sie Bauch und Beine schätzen.

David Katz von der Yale University stellt den ästhetischen Aspekt grundsätzlich in den Hintergrund. »Man sollte nicht so viel darüber nachdenken, wie man aussieht – man sollte sich eher fragen, wie man sich fühlt«, sagt er. Schließlich geht es nicht um schön oder hässlich, sondern um Gesundheit. Und wer sich gesund fühlt, fühlt sich nicht einfach nur nicht krank. »Es bedeutet: Ich fühle mich großartig. Ich habe Energie, ich kann das tun, was ich will«. Das ist ein wesentlicher Punkt: tun, was man will. Der Kern der Selbstbestimmung sozusagen. Dafür muss man sich befreien von den Gängelungen des Schlankheitswahns. Schließlich heißt schlank sein alleine noch lange nicht gesund sein.

3.5 Die Wirkung von Verboten

»Es gibt kaum ein Gebiet, das stärker moralisiert wird als das Essen. Wir dürfen mittlerweile alle Formen der Sexualität durchspielen, aber das Essen ist einer immer stärkeren Restriktion unterworfen. Im 19. Jahrhundert durfte man außerhalb des Ehebettes keinen Sex haben, heute darf man eigentlich nichts mehr essen«, meint der deutsche Ernährungspsychologe Christoph Klotter. Essen und Sex sind zwei Grundbedürfnisse und beide stehen sozusagen im Dienst der Art- und Selbsterhaltung. Beide sind mit Lust und Genuss verbunden, weil sie das Überleben der Art sichern. Beides wird von Anfang an an der Mutterbrust gelernt und ist höchst emotional. Beides war und ist gesellschaftlich einem starken Regelwerk unterworfen. Doch während nahezu alle sexuellen Tabus gebrochen sind und zumindest dem Anschein nach das moralische Korsett aufgeschnürt ist, nimmt ein verkrampftes Essverhalten bis hin zu richtigen Essstörungen seit Jahrzehnten deutlich zu. Das liegt an der grundsätzlichen Problematisierung des Essens.

Denn wir leben in einer Verbots- und Verzichtskultur, wie es der Wiener Philosoph Robert Pfaller formuliert. Es sind die gesellschaftlichen und selbst auferlegten Verbote und Restriktionen, denen wir stets zu folgen versuchen. Ein Bestandteil dieses kulturellen Systems ist auch die Einteilung von Lebensmitteln in »gesunde« und »ungesunde«. Dabei ist gerade diese Schwarz-Weiß-Malerei kontraproduktiv. Denn Verbote wirken – keine Frage. Doch selten haben sie den angestrebten Effekt. Oft sogar schlagen sie ins Gegenteil um. Der deutsche Ernährungspsychologe Christoph Klotter sagt dazu ganz klar: »Diese Aufschreie von schrecklich bösen Lebensmitteln, das finde ich absurd. Das lädt zum Gegenteil ein. In dem Augenblick, in dem ich etwas dämonisiere, wird es attraktiv. Die Überschreitung des Verbots macht den Genuss«. Gerade beim Essen und Trinken hat sich das in den vergangenen Jahrhunderten immer wieder gezeigt. Am besten belegt dies das größtangelegte Experiment in dieser Kategorie: die Prohibition in den USA von 1920 bis 1933. Die gesamten USA sollten trockengelegt werden, die Bürger moralisch und körperlich gesunden, Alkohol war verboten. Doch getrunken wurde wie eh und je, nur zu exorbitanten Preisen. Der Schwarzmarkt blühte, Verbrecher wie Al Capone kamen der illegalen Nachfrage gerne nach und machten ein Vermögen. Schließlich wurde das allgemeine Alkoholverbot aufgehoben, weil sich die USA die Alkoholsteuer nach dem Crash von 1929 nicht mehr entgehen lassen wollten.

Präsident Franklin D. Roosevelt soll am Tag der Entscheidung, dem 5. Dezember 1933, mit seinem Lieblingsdrink, einem Martini, gefeiert haben. Noch lange nach dem »Noblen Experiment«, wie die Prohibition auch bezeichnet wurde, war in den USA ein gesteigerter Konsum von Cocktails im Vergleich zu Bier und Wein zu beobachten. Wie überhaupt eine restriktive Politik »gegenläufiges Verhalten« zu fördern scheint. Prohibition war niemals eine erfolgreiche Strategie, um Menschen zu einem anderen Verhalten zu bewegen. Selbst die aktuelle Alkoholpolitik in Skandinavien fördert kein vernünftiges Trinkverhalten zu Tage: Auf die Askese an Wochentagen folgen Binge-Drinking-Events am Wochenende, wie wir sie von Briten und Niederländern in österreichischen Skiorten kennen. Die Moralisierung ist eben das Verhängnisvolle.

Wie bei allen Verboten, verhält es sich eben auch beim Essen so: Die Tabus sind interessant. Ernährungswissenschaftler können nicht oft genug darauf hinweisen, dass eine Einteilung in »gesunde« und »ungesunde« Lebensmittel nicht möglich ist. Die Summe macht es aus: Kein einziges Produkt alleine macht gesund oder krank. Es ist immer die gesamte Ernährungsweise und der Lebensstil. Daher macht auch eine Kennzeichnung auf Lebensmitteln nach einem Ampelsystem keinen Sinn. In Großbritannien wurden sogenannte »Traffic Lights« auf Produkten eingeführt, also grüne, gelbe und rote Punkte für niedrige, mittlere und hohe Werte bei Fett, gesättigten Fetten, Zucker und Salz. Ziel ist es, dadurch »gesündere« Entscheidungen zu fördern und damit die Rate von Adipositas zu senken. Abgesehen davon, dass selbst bunte Punkte bewussten Einkäufern die Entscheidung nicht unbedingt leichter machen, wenn zum Beispiel ein niedriger Zuckergehalt einem hohen Fettgehalt gegenübersteht, ist die psychologische Wirkung ein Manko. Gerade bei Kindern wurde mit der Kennzeichnung die Wirkung von Verboten beobachtet: Eine Studie von niederländischen Wissenschaftlern der Universität Maastricht zeigte, dass Kinder von bestimmten Snacks mehr essen, wenn sie vorher gelernt haben, dass sie sie aufgrund der roten Punkte nicht essen sollten. Dass rot gekennzeichnete Produkte mehr gegessen werden, kann auch daran liegen, dass sie schnell als Energielieferanten und Geschmacksträger erkennbar sind.

3.6 Infantile Züge: freiwillige Schranken

Viele verzichten nur um des Verzichtens willen. Es etabliert sich ein Trend zur Selbst-Kasteiung. Gesprächsthemen über Allergien, Intoleranzen, Diäten und Veganismus füllen ganze Abendkonversationen. Die Zahl der fanatischen Rohköstler nimmt zu. Andere wollen sich zuckerfrei ernähren und hoffen darauf, sich damit Gutes zu tun. Sämtliche Produkte, die »frei von …« sind, boomen. Das sind eben jene Produkte, die mit dem punkten, was nicht da ist: Gluten, Laktose, Fruktose, Fett, Zusatzstoffe, Zucker … Auf medizinischen Indikationen kann der Hype nicht beruhen. Es handelt sich um Distinktion, um Abgrenzung von der Masse, um die eigene »personalisierte Diät«, häufig um vernunftbefreite Ideologie. Sicher, wer aus gesundheitlichen Gründen auf Milch oder Gluten verzichten muss, keine Frage – doch viele tun das ohne irgendeinen rational nachvollziehbaren Grund.

Die EU-Gesetzgebung hat auf ein verstärktes Bewusstsein reagiert: Seit dem 13. Dezember 2014 ist die neue Lebensmittelinformationsverordnung in Kraft und mit ihr gleichzeitig eine Neuregelung der Allergenkennzeichnung. Auch bei nicht verpackter Ware, also beispielsweise am Markt oder in der Gastronomie, müssen nun die 14 Hauptallergene angegeben werden – von Milch, Ei, (Erd-)Nüssen über Soja, Gluten, Fisch und Sesam bis hin zu Lupinen, Sellerie, Senf, Sulfite sowie Krebs- und Weichtiere wie Schnecken oder Muscheln. Damit treten Allergene nun generell mehr ins Rampenlicht. Dabei handelt es sich nur um ein mageres Zielgruppenprogramm: Denn nur 1-3 % der Österreicher leiden an einer Allergie und müssen die entsprechenden Lebensmittel meiden. Vor Spuren sind sie selbst durch die Kennzeichnung nicht gefeit. Und alle anderen können ohnehin unbesorgt zugreifen. Schließlich bringt es keinen Vorteil, prophylaktisch einzelne allergene Zutaten auszulassen, sondern schränkt nur die persönliche Auswahlmöglichkeiten ein.

Exkurs: Milchzuckerunverträglichkeit

»Die Dosis macht das Gift« ist auch für jene relevant, die an einer Milchzuckerunverträglichkeit leiden. Das sind in Österreich rund 15 bis 20 %. Doch Milchzucker (Laktose) nicht zu vertragen, bedeutet noch lange nicht, auf herkömmliche Milch und alle Milchprodukte verzichten zu müssen. Wie es dazu kommt, auf Laktose mit Blähungen, Bauchschmerzen oder Völlegefühl zu reagieren, kann mehrere Gründe haben. Am häufigsten kommt es zwischen dem 2. und dem 20. Lebensjahr dazu, dass das entsprechende Enzym, die Laktase, schrittweise weniger aktiv ist.

Normalerweise spaltet dieses Enzym im Dünndarm den Milchzucker in die Einfachzucker Glukose und Galaktose. Diese Zuckerarten können durch die Darmwand aufgenommen werden. Beim erworbenen Laktasemangel wird immer weniger Laktase produziert, wodurch der Milchzucker nicht aufgespalten wird, sondern im Dickdarm landet. Die Bakterien dort verstoffwechseln ihn zu Gasen wie Kohlendioxid und Wasserstoff. Die üblichen Symptome folgen. Je mehr Milchzucker aufgenommen wird, desto mehr grummelt es im Bauch. Zudem verwandeln die Bakterien den Milchzucker zu kurzkettigen Fettsäuren, die den osmotischen Druck erhöhen und so Wasser ins Darminnere ziehen. Die leidige Folge davon ist Durchfall. Weitere Ursachen von Laktasemangel sind eine sehr selten auftretende erbliche Stoffwechselerkrankung (primärer neonataler Laktasemangel), der entwicklungsbedingte Laktasemangel bei Frühgeburten sowie der sekundäre Laktasemangel. Ihm geht eine Darmschleimhaut schädigende Erkrankung voraus, wie etwa Zöliakie oder Morbus Crohn.

Ab welcher Menge Symptome auftreten, ist individuell sehr verschieden: Manche reagieren bereits auf 3 g Laktose, andere vertragen ein Vielfaches. Die Toleranzgrenze ist abhängig davon, wie sehr die Laktase im Dünndarm noch aktiv ist, wie die Dickdarmflora zusammengesetzt ist und wie empfindlich diejenige Person generell ist. Trotz der großen »Schwankungsbreite« kam die Europäische Behörde für Lebensmittelsicherheit (EFSA) 2010 nach ausführlicher Sichtung der Literatur zu dem Schluss, dass die meisten Betroffenen einer Milchzuckerunverträglichkeit 12 g Laktose auf einmal durchaus vertragen. Ein Becher Joghurt (200 g) oder Topfen (250 g) ist damit für die Mehrheit noch im akzeptablen Bereich. Sogar höhere Dosen (20-24 g) könnten toleriert werden, wenn sie über den Tag verteilt werden. Damit liegt man nicht weit unter den »Laktose-Normalverbrauchern«. Denn im Durchschnitt werden in unseren Breiten täglich zwischen 35 und 40 g Milchzucker konsumiert. Eine vehemente Auslass-Strategie ist demnach nur in wenigen Fällen wirklich notwendig.

Einfache Entscheidungsgeländer

Woher rührt der Trend, sich ohne Anlass einzugrenzen? Die Lust am Essen und Trinken zu schmälern? »Die Menschen sind besessen von Gesundheit und Sicherheit«, meint der Wiener Philosoph Robert Pfaller. Und es scheint ganz so, dass die beiden Werte charakteristisch für unsere Gesellschaft sind, die zwar an Lebensjahren altert und dennoch infantil bleibt. Dass das Erwachsenwerden weiter in die Lebensmitte rückt, lässt sich an vielerlei Indikatoren ablesen: lange (Aus-)Bildungszeiten, Prekariat danach und Verbleib in der Kernfamilie oder finanzielle Abhängigkeit, jugendlicher Kleidungsstil, späte eigene Familiengründung ... Ebenso weichen einem reifen Umgang mit unserem Körper, mit Sinnlichkeit und der eigenen Freiheit, asketische und begrenzende soziale Normen. Und diese werden grosso modo im gegenwärtigen Schlaraffenland als Entscheidungsgeländer akzeptiert, wenn nicht sogar eingefordert. Das scheint unter dem Gesichtspunkt einer kindlichen Gesellschaft nur logisch: Kinder brauchen Grenzen und Orientierung.

Was ist richtig? Was gut? Und was besser? Die unüberschaubare Menge des Angebots macht es zunehmend schwer, stimmige Entscheidungen zu treffen. Permanent. Das stresst. Es ist nicht nur die Überfülle, die zu schaffen macht. Es fehlt die Zeit, weil alles schnell und gleichzeitig gehen muss – weil der Bedürfnisaufschub in den Hintergrund rückt. Ebenfalls eine Fähigkeit, die Erwachsenen zugesprochen wird: Bedürfnisse zu registrieren ohne sie im Moment stillen zu müssen, weil andere Ziele höher bewertet werden. Gegen Überforderung hilft, Gewohnheiten zu etablieren, klaren Standards zu folgen, das Leben zu vereinfachen. Man hält sich lieber an Geländern an – selbst an ideologisch geprägten, nicht hinterfragten Dualismen, also an »Freund & Feind«-Bildern.

3.7 Hin zu mündigen Entscheidungen

Genussfähigkeit gehört zum reifen Erwachsenensein. Es ist eine gesellschaftliche Ressource und Kulturtechnik – wie Bildung oder Mobilität. Genuss ist immer eine Gratwanderung am Rücken des rechten Maßes. Das Zwiespältige wird überwunden: Im Wein ist Alkohol, der Schweinsbraten strotzt vor Fett, die Panna cotta ebenfalls. Wer hinschmeckt, sein Maß findet, auf eine kulinarische Bibliothek im Kopf zurückgreift, über ein gewisses Grundwissen zu Herstellung und Verarbeitung verfügt, der löst sich von verklärten und idealisierten Bildern, befreit sich von Klischees und gesellschaftlichen Korsetten, entscheidet selbstbestimmt und frei ohne rigide, innere, Vorschriften. Kurz: Wer kulinarische Intelligenz aufbaut, entwickelt einen entspannten Umgang in der Fülle des Angebotes.

Kulinarik und Bildung haben sogar mehr gemeinsam als auf den ersten Blick klar ist: Sowohl der Ursprung von Geschmack als auch von Bildung liegt im Essen und Trinken. Das ist nachvollziehbar. Denn die erste Stufe des Lernens führt über das sensorische Gedächtnis: Geruch und Geschmack werden emotional gefärbt und positive Ess-Erfahrungen verändern das Gehirn. Essen findet, vor allem im Kleinkindalter, üblicherweise in sozialer Umgebung statt und diese unterstützt wiederum die Ausbildung von Synapsen und die neurobiologische Entwicklung. Damit sich Kinder in einer Welt des Nahrungsüberflusses zurechtfinden, ist es daher notwendig, die angeborenen Sinnesfähigkeiten früh zu fördern und zu entwickeln, also früh in sozialer Gemeinschaft positive Körpergefühle mit Essen und Trinken zu erfahren. Essen zu lernen beschränkt sich daher nicht darauf, Essverhalten zu korrigieren und zu entfalten. Es berücksichtigt die weiter gefassten Dimensionen des Essens: die gesellschaftlichen, ökologischen und ökonomischen Aspekte für selbstbestimmte und eigenverantwortliche Entscheidungen. Essen lernen funktioniert daher nicht (mehr) nur zuhause oder über die Verpflegung im Kindergarten oder der Schule. Eine sinnvolle Ergänzung würde ein Schulfach »Essen und Lebensmittel« bilden, das Zusammenspiel der Sinne und »sinnliche Intelligenz« vermittelt, fachliche Botschaften und alltägliche Erlebnisse von Nahrungsangebot und -auswahl aufeinander abstimmt und in dem Kinder und Jugendliche lernen, zu experimentieren, zu kosten, zu schmecken, eine Orientierung bekommen. Ganz einfach durch praktisches Tun. Damit Kinder und Jugendliche wieder wissen, wie Tiere gehalten und geschlachtet werden, wie das Fleisch in die Plastiktasse kommt, wie Weizen aussieht, was daraus produziert wird und warum Weizen für alle, die nicht an Zöliakie erkrankt sind, kein gesundheitliches Problem darstellt. Genauso zählen Grundfertigkeiten beim Kochen sowie das Erkennen von Geschmäckern und Aromen ebenso, wie anregende und gesundheitsorientierte Essensangebote, aus denen Kinder frei wählen können, dazu. Und selbst in (Schul-)Kantinen braucht es eine fröhliche, gemütliche Essatmosphäre.

Weil Kulturen das Essen mitbestimmen, ist kulinarische Bildung eben keine rein private Angelegenheit, sondern gerade im Zeitalter der Globalisierung eine Frage der Bildung und somit eine Schlüsselqualifikation. Schließlich sind Nahrungsqualität, Esskultur und kulinarische Kompetenz Fragen der sozialen Verantwortung für die Gesundheit. Und gleichzeitig liegt die Verantwortung für das eigene Wohlbefinden bei jedem einzelnen. Für mündige Entscheidungen braucht es eben valide Grundlagen.

3.8 Risiko, Gefahr und Entfremdung

Allzu leicht ist es also nicht, ein unverkrampftes Verhältnis zum Essen zu entwickeln. Bei den vielen und mitunter widersprüchlichen Informationen ist es kein Wunder: die gutgemeinten Ratschläge und Empfehlungen, was alles zu tun, zu essen und zu trinken sei, ebenso wie die Warnungen, wovon wir die Finger lassen sollten – von Freunden, Familienmitgliedern, selbsternannten Gurus, Ärzten, Ernährungswissenschaftern und Diätologen ebenso wie von der Politik. Dazu Werbung, Information auf den Produkten, in Portalen, auf Blogs … Ein diffuses Gefühl macht sich auch breit, weil all das auf den Boden zunehmender Entfremdung und Ahnungslosigkeit fällt.

Wir entfremden uns von uns selbst: Wie fühlt sich Hunger an, wie Durst? Was tut mir gut? Zudem kommt der Bezug zur Lebensmittelherstellung abhanden – egal, ob am Bauernhof oder in der Industrie. Das fängt bei Kindern an, die nicht mehr wissen, wie Kürbis oder Fenchel wachsen, wie Hühner leben oder was die Kuh mit der Milch und die wiederum mit der Butter, dem Rahm und dem Schlagobers zu tun hat, und endet mit Skepsis gegenüber Pasteurisation oder Verdickungsmittel. Wie kann es anders sein? Selbst unter Erwachsenen wächst die Distanz: Nur noch 18 Prozent verstehen unter "selbst kochen", dass alles selbst zubereitet wird und keine Kochhilfen oder Fertigprodukte verwendet werden. Und wer hat noch selbst Hühner geschlachtet, Rinderhaut abgezogen, Kühe gemolken oder nach dem Saustechen Blutwurst gerührt? Oder Kartoffeln gepflanzt, Wein gelesen, Getreide gemahlen? Dazu kommt eine idealisierende und verklärende Werbung, die im wahrsten Sinne des Wortes »fabelhaft« gestaltet ist. Klar dürfen Schweine sprechen, Kühe einsam übers ganze Land schauen und Greißler wie aus dem vorherigen Jahrhundert gezeigt werden. Werbung darf vorgaukeln – das tut sie auch in anderen Lebensbereichen. Sie soll nur nicht für bare Münze genommen werden. Besser jedoch, sie würde den Sprung in die Realität schaffen. Doch die Werbung ist auch nur ein Aspekt, der manche mitunter verstört.

Die Ratlosigkeit vor dem vollen Regal und die Entfremdung von der Lebensmittelherstellung fördern Vergiftungsfantasien. Dazu tragen in regelmäßigen Abständen alarmistische Schlagzeilen zum »bösen« Essen bei: Zu einzelnen Nährstoffen, wie Zucker oder Fett, zu Zusatzstoffen, zu neuen Allergien. Das klingt dann nach: »Volksdroge Zucker«, »Macht uns unser Essen krank?«, »Wie böse unser Essen ist« ... Dazu kommt, dass bei kaum einem Thema Einigkeit herrscht: Milch macht krank? Soft-Drinks töten? Bio ist gesünder? Superfruits erhalten jung? Es gleicht fast einem Wunder, dass wir noch leben.

Die Medien als »vierte Macht« nutzen ihre Macht, und einige Vertreter verkennen wohl, wie sehr sie auf die Neurotisierung des Essverhaltens wirken. Nicht nur, dass sich viele Informationen innerhalb von Tagen oder wenigen Wochen komplett widersprechen, oftmals handelt es sich schlicht um eine desaströse Fehlinformation, um Panikmache ohne jegliche wissenschaftliche Grundlage oder um einseitige Darstellungen, die die Lesenden im luftleeren Raum stehen lassen. Propaganda-Propheten, meist bar jeglicher fachlicher Ausbildung, geben im Robin-Hood-Stil das Ihrige dazu. Wie sehr unbegründete Ängste erzeugt werden, zeigt auch das Beispiel der Chlorhühner, die zum Aushängeschild der Verhandlungen über Lebensmittelstandards im Rahmen des Freihandelsabkommens zwischen der EU und den USA wurden. Selbstverständlich klingen Chlorhühner alles andere als gustiös und man kann sich fragen, ob man so ein Verfahren grundsätzlich in der Hühnerfleischproduktion und so ein Fleisch auf dem Teller haben will. Doch wo ist gestanden, dass das Chloren von Hühnern keine Gefahr für die Gesundheit darstellt? Die Europäische Behörde für Lebensmittelsicherheit (EFSA) sowie das deutsche Bundesinstitut für Risikobewertung haben bereits vor Jahren festgestellt, dass das Desinfizieren von Geflügel im Chlorbad keine Gefahr für den Menschen bildet. Schließlich nimmt man selbst bei jedem Schwimmbadbesuch mehr Chlor auf und auch das ist unbedenklich.

Dass Zusatzstoffe und Pestizide im Ranking der Risikowahrnehmung bei Konsumenten ganz oben stehen, geht ebenfalls unverkennbar zu einem großen Teil auf die Berichterstattung zurück. Gleichzeitig macht es die moderne Analytik möglich, Spuren zu erkennen, die deutlich unter den sicherheitsrelevanten Grenzwerten liegen. Warum dennoch der Aufschrei immer laut ist, liegt daran, dass es sich um emotionale Debatten handelt, und Essen ist nun einmal ein höchst emotional beladenes Thema. Es ist gespickt mit Sehnsüchten, Erinnerungen, Gefühlen, Urvertrauen und Urängsten ... Beißen Sie in einen Apfel mit braunen Flecken? Wenn ja, Vorsicht: Sie nehmen mit dem braunen Fleck Patulin auf. Das ist ein Schimmelpilzgift, das bei falscher oder zu langer Lagerung entsteht. Weil Sie sich freiwillig dafür entschieden haben, verbinden Sie wahrscheinlich kaum ein Risiko damit. Erhalten Sie aber ein Apfelmus aus braungefleckten Äpfeln, bei denen die Stellen nicht weggeschnitten wurden und erfahren das im

Nachhinein, wurden also einer Situation ausgesetzt, die Sie selbst nicht steuern konnten, dann nehmen Sie das Risiko anders wahr. Das ist wie mit dem Autofahren und dem Fliegen im Flugzeug: Kaum jemand fürchtet sich, wenn er selbst hinter dem Lenkrad sitzt. Dabei ist das Risiko für einen Verkehrsunfall auf der Straße deutlich höher als jenes für einen Unfall mit dem Flugzeug. Verabsäumen Sie es, die Hände nach der Toilette und vor dem Essen zu waschen? Schlägt der Zeiger auf der Waage jahrelang massiv nach rechts aus? In beiden Fällen geht mit dem Verhalten oder Status kaum ein Bewusstsein für ein gesteigertes Risiko für Krankheitsausbrüche einher. Denn die Urangst, sich mit Essen zu schaden, ist in den meisten Köpfen nicht mit mangelnder (eigener) Hygiene, mit dem Konsum von toxinbelasteten Produkten oder einfach einem »Zuviel« verknüpft. Dabei zählen aus Expertensicht gerade die genannten zu den größten lebensmittelbezogenen Risiken.

Die öffentliche Diskussion über gesundheitsgefährdende Inhaltsstoffe läuft anderswo: Pestizide, Gentechnik, Zusatzstoffe, Bereiche, die kein Gesicht haben, die unantastbar und daher unbegreiflich sind. Die Angst ist häufig irrational – wie am Beispiel von Pestizidrückständen mehrfach dokumentiert werden kann. Abgesehen davon, dass nur in 0,1 % der Proben zu hohe Rückstände gemessen werden, setzen sich viele Menschen kaum einem Risiko aus. Denn der Konsum von Obst und Gemüse liegt mehr als die Hälfte, je nach Zielgruppe sogar bis zu 75 %, unter der Empfehlung von rund 600 g pro Tag. Nicht jede potenzielle Gefahr ist daher auch ein Risiko! De facto liegt eine geringe Exposition vor und daher kaum ein Risiko. Man könnte fast geneigt sein zu hinterfragen, ob die alljährlich inszenierte Diskussion um die Rückstände von Pflanzenschutzmitteln den geringen Konsum von Pflanzenkost teilweise bedingt. Dann läuft etwas schief: Die Risikowahrnehmung und das Potenzial, selbst bestimmte Gesundheitsrisiken zu senken, stehen auf dem Kopf. Denn ein ausreichender Verzehr von Obst und Gemüse würde das Risiko just jener chronischen Krankheiten reduzieren, vor denen sich zwar die Mehrheit nicht fürchtet, für die jedoch ein erhöhtes Risiko durchaus gegeben ist: Bluthochdruck, Schlaganfall und koronare Herzerkrankungen. Erhöhtes Risiko vor allem dann, wenn ein Faktor zutrifft, der aus Sicht vieler Konsumenten ganz unten auf der Besorgnisliste rangiert: Adipositas, also Fettleibigkeit. Sie bildet zweifellos einen der größten gesundheitsgefährdenden Einflussfaktoren. In diesem Zusammenhang sei auch das Risiko von Diäten erwähnt: Sie haben enormes Potenzial, über den Jo-Jo-Effekt das Körpergewicht zu steigern oder Frust mit dem Essen zu fördern und dennoch kein Gramm schmelzen zu lassen. Eine GfK-Studie aus 2012 beziffert die Wahrscheinlichkeit für den Jo-Jo-Effekt mit 73 %. Also: Hände weg!

Widersprüchliche Medienberichte sind das Eine. Zum anderen tauchen mit einer gewissen Regelmäßigkeit immer wieder echte Skandale auf. Auch sie werden häufig aufgebauscht, in der Sache verzerrt dargestellt und lösen bei vielen Angst aus. War der sogenannte Pferdefleisch-Skandal ein Lebensmittelsicherheitsproblem? Musste man um seine Gesundheit fürchten? Nein, es handelte sich um einen Kennzeichnungsverstoß. Es war nicht drin, was darauf stand. Essen konnte man die Würste und Fertiglasagne dennoch bedenkenlos. Medial klang das freilich anders. Pferdefleisch, mangelhafte Lebensmittelsicherheit, lückenhafte Kennzeichnungspflicht, internationale (EU-weite) Warenflüsse wurden hoch emotional diskutiert. Dabei ist an Pferdefleisch nichts auszusetzen und generell sind in Österreich mehr als 95 % der Lebensmittel am Markt vollkommen in Ordnung – von der Kennzeichnung bis zur Hygiene. Übrigens ein Höchstwert in der Geschichte, der der engmaschigen amtlichen Kontrolle ebenso zu verdanken ist wie der systematischen Eigenkontrolle der Produzenten. Dass die auch versagen kann, zeigte der Listerien-Fall im Quargel 2009/10. Acht Menschen in Österreich und Deutschland starben an den Folgen der Listeriose, bei sieben sieht der Staatsanwalt einen direkten Zusammenhang. 2012 ließen mit Noroviren belastete Erdbeeren aus China elftausend Menschen an Brechdurchfall leiden. Und 2014 wurden die Grenzwerte für Hexachlorbenzol (HCB) in Lebensmitteln aus dem Kärntner Görtschitztal überschritten. Nicht weil die Landwirtschaft etwas falsch machte, sondern Blaukalk zu wenig erhitzt wurde. Ja, Lebensmittel können Tücken haben. Meistens liegen sie nur woanders als vermutet. Mit jedem Skandal wird meistens eines klar: Hohe Qualität zu Diskontpreisen gibt es nicht. Dabei kann es sich nur um eine optische Täuschung handeln, bei der irgendeiner in der gesamten Kette der Verlierer ist. Ob das die Bauern, die Produzenten oder die Konsumenten sind: Wer den wahren Preis des Dumpings zahlt, wird aufschreien. Dabei ist, apropos Preis, der Tiefstand womöglich bereits erreicht: Spielraum nach unten kann es fast nicht mehr geben. Rund 12 % der Haushaltsausgaben entfallen derzeit auf Lebensmittel. Vor fünfzig Jahren waren es noch gut 45 %. Die gewonnenen finanziellen Spielräume fressen heute Freizeitaktivitäten, Mobilität, Kommunikation, Kleidung und Wohnen auf.

Jeder kann heutzutage bei dem breiten Lebensmittelangebot den Stellenwert für seine »Mittel zum Leben« selbst festlegen. Für viele ist die Auswahl der Speisen allerdings problematisch geworden, weil sie kaum noch über Basiskenntnisse der Lebensmittel und ihrer Herkunft verfügen. Doch Essen und Trinken lassen sich nicht delegieren und die Auswahl muss letztendlich immer selbst verantwortet werden. Bei all dem Widersprüchlichen, dem Unbestätigten, dem Revidierten, dem Neuen und Verwirrenden bedarf es eines kritischen Geistes und eines kritischen Gaumens. Souverän und entspannt lässt sich der Ess-Alltag von jenen meistern, die ihre Intuition stärken, eine kulinarische Bibliothek im Kopf aufbauen, Qualitäten erkennen und sich kein A für ein U vormachen lassen. Dafür braucht es auch ein Revival der Sinne, ein Training von Geruch und Geschmack. Am besten von klein auf, im Kindergarten, in der Schule, in der Familie. Ganz einfach, weil eine grundlegende kulinarische Intelligenz unweigerlich zu Gesundheit und mehr Wohlbefinden führt – und das gänzlich ohne Vorschreibungen und Verbote.

4 Der Gesundheit zuliebe oder: Warum lohnt es sich?

4.1 Was heisst schon gesund?

Die Weltgesundheitsorganisation (WHO) legt mit ihrer Definition die Latte hoch: »Gesund ist jemand, der sich körperlich, geistig und sozial vollkommen wohlfühlt.« Gesund sein bedeutet damit deutlich mehr als nur »nicht krank« sein. Selbstvertrauen, Zufriedenheit, Beziehungen und Freundschaften gehören zum sich »gesund« Fühlen dazu. Und dennoch heißt es nicht, dass alles hundertprozentig funktionieren muss, um »gesund zu sein«. Viel eher kommt es auf die eigenen Einstellungen und Haltungen, die eigene Wahrnehmung an. Es geht um das Wohlfühlen mit der eigenen Situation. Die sogenannte »Euthyme[1] Therapie« sieht Gesundheit und Krankheit als zwei voneinander unabhängige Dimensionen. »Kranke« können also durchaus gesunde Anteile haben und »Gesunde« kranke Anteile. In diesem Modell sind diejenigen gesund, die mehr »gesunderhaltende« als »krankmachende« Anteile aufweisen – deren Balance also zugunsten der Gesundheit verschoben ist. Unabhängig voneinander sind auch angenehme und unangenehme Gefühle. Sie bilden keine gegensätzlichen Pole, sondern zwei im rechten Winkel zueinander stehende Faktoren. Daraus lässt sich schließen, dass das Wohlbefinden steigernde Maßnahmen in zwei Richtungen wirken können: Sie fördern das Wohlbefinden und vermindern negative Gefühle.

---

1 Euthymie (als Adjektiv euthym) ist die Bezeichnung für eine ausgeglichene Stimmung.

4.2 Wie entsteht Gesundheit?

Dieser Frage ging unter anderen Aaron Antonovsky (1923-1994) nach. Der israelisch-amerikanische Medizinsoziologe etablierte in den 1980ern die »Salutogenese« – also die Wissenschaft rund um die Entwicklung und Erhaltung von Gesundheit (salus = Gesundheit, Wohlbefinden, genese = entstehen). Das Pendant zur Pathogenese, der Frage nach der Krankheitsentwicklung, war geboren. Aus pathogenetischer Sicht stehen die Ursachen und Gefahren, die es zu vermeiden gilt, im Vordergrund. Bei der Salutogenese geht es darum, eigene Ressourcen zu nützen, um mit (alltäglichen) Stressoren gut umzugehen. Nach Antonovsky ist Gesundheit kein Zustand, sondern ein Prozess, der auf dynamischen Wechselwirkungen beruht. Der Fokus liegt darauf, die eigenen Fähigkeiten zu stärken und erfolgbringende Wege zu finden statt Fehler zu suchen und diese zu vermeiden. Was kann das in der Praxis sein? Beim Beispiel Übergewicht sich an freudvolle Bewegungsmustern zu orientieren, den Selbstwert zu steigern, die eigenen Zeitmuster zu durchleuchten als strikt Süßes oder Fast Food auszusparen. Auch geht es bei der Salutogenese nicht einfach nur um die Verhinderung einer bestimmten Krankheit, sondern um die gesamte persönliche Klaviatur: Wer mehr Tasten bespielen kann, um sein Wohlbefinden zum Klingen zu bringen, ist für vielerlei Stressoren gerüstet. Antonovsky rückte den »Sinn für Kohärenz« (Stimmigkeit, Zusammenhalt) in den Mittelpunkt seiner Überlegungen. Neurophysiologische Untersuchungen zeigen, dass bei Mensch (und Tier) eine neurobiologisch zentrale Empfindungsfähigkeit für stimmige Verbundenheit mit sich selbst oder seiner Umgebung angeboren ist. Das ist sozusagen die innere Stimme, die uns sagt, ob die Temperatur, die Luftfeuchtigkeit, die Gesellschaft für einen passen und ob man angenommen ist und sich zugehörig fühlt. Ein Kohärenzgefühl entsteht dann, wenn wir auf positive Resonanz stoßen und ein tiefes Vertrauen entsteht – in uns selbst, die Umgebung und das Leben. Wenn es stimmig wird. Wesentlich für die Entwicklung des Kohärenzgefühls sind zwischenmenschliche Beziehungen und Kommunikation. Antonovsky selbst hat unter dem Kohärenzgefühl ein Gefühl des Vertrauens verstanden, das subjektiv beständig und dennoch stets dynamisch ist – ein Grundvertrauen, dass man die Eindrücke im Laufe des Lebens gut bewältigen kann und sich das lohnt.

4.3 Genuss fördert Gesundheit

Wer nicht genießt, wird ungenießbar! Was Schiller vor über 200 Jahren erkannte, hat die Genussforschung um die Jahrtausendwende aus Untersuchungen ebenfalls abgeleitet: Nichtgenießer belasten psychologisch ihre Umwelt und lassen keine Alltagsfreuden überspringen. Kein Wunder, dass sich Menschen lieber mit Genießern umgeben, die Wohlbefinden und Freude verbreiten können. Sie werden gar als Motivatoren und Katalysatoren für Andere gesehen, vor allem bei der Überwindung von Alltagsstress, depressiven Stimmungslagen oder bei Leistungstiefs und psychosomatischen Symptomen.

Gesellschaftlich spricht einiges für den Aufbau kollektiver Genusskompetenz und den sukzessiven Abbau des schlechten Gewissens.

In klassischen Gesundheitskampagnen hat Lebensfreude aber kaum einen Platz und auf internationaler Ebene beginnt die Gesundheitspolitik mit Steuern auf Zucker und Fett, Alkoholsteuern, Produktverbannungen, et cetera Verhalten zu steuern. Viele ernährungswissenschaftliche Ansätze verfolgen zudem nur die Nährwertoptimierung des wöchentlichen Speiseplans und keine zum kulturellen Aspekt des Essens. Freilich lassen sich gut versorgt viele Krankheiten vorbeugen. Doch Essen macht und kann mehr.

Nun beginnt also die Wissenschaft, Genuss ebenfalls als wichtigen ganzheitlichen Faktor für die Entstehung von Gesundheit anzuerkennen. Genuss kann Wahrnehmung, Produktivität und Gesundheit beeinflussen. Die Fähigkeit, genussvolle Erlebnisse zuzulassen und dabei die Belohnungs- und Motivationswege im Gehirn zu stimulieren, soll daher der Gesundheit zuträglich sein. Denn: Je mehr wir genießen können, desto mehr steigern sich Wohlbehagen, Abwehrkräfte und Leistungsfähigkeit.

Die beiden Psychologen Roland Bergler und Tanja Hoff zeigten in ihrer großen Studie eine starke wechselseitige Beziehung zwischen Genuss und Gesundheit. Ihren Analysen zufolge ist die Welt der Genießer tatsächlich eine völlig andere als die der Nichtgenießer und Genussunfähigen: Sie unterscheidet sich qualitativ deutlich in der Wahrnehmung, dem Erleben, Kommunizieren, Verhalten – und auch in der Arbeit.

Genießen wirkt sich positiv auf die Stimmung aus und steigert Selbstbewusstsein und Leistungsfähigkeit. Genießer sind öfter optimistisch, glücklich, ausgeglichen und entspannt. Sie schätzen insgesamt ihre Gesundheit und ihr allgemeines

Wohlbefinden subjektiv höher ein und erklären deutlich, dass sie sich bester Gesundheit erfreuen.

Genießer sind meist auch gesellige Menschen. Andere haben sie gerne um sich, hören ihnen gerne zu, lassen sich von ihnen motivieren. Sie sind Zugpferde der Sympathie. Bergler und Hoff sehen sogar einen indirekten Zusammenhang: Je kleiner der Freundeskreis ist und je seltener die Beziehung zu Freunden oder Verwandten gepflegt werden, desto geringer ist die Genussfähigkeit. Wem der Austausch fehlt und wer nur eingeschränkt soziale Kontakte erlebt, dem mangelt es offenbar auch an der Fähigkeit, sein Leben genussvoll zu gestalten.

Warum Genießer aber gesünder sind, hängt nicht nur damit zusammen, dass sie Freude und Zufriedenheit offenbar intensiver erleben und ihre sozialen Kontakte stärker pflegen. Mehr noch: Sie tun weitaus häufiger etwas für ihre Gesundheit. Das heißt: Je höher die Genussfähigkeit ausgeprägt ist, desto aktiver und bewusster sorgt man sich um Leib und Seele. Genussmenschen machen mehr Sport, ernähren sich ausgewogener, halten sich mehr an der frischen Luft auf, vermeiden Einsamkeit, treffen eher Maßnahmen zur Krankheitsprävention, wie Impfen oder Zahnprophylaxe und sie vermeiden Auslöser psychosomatischer Krankheiten. Umgekehrt gilt aber auch: Gesundheitsorientiertes Verhalten steigert die Fähigkeit zum Genießen. Gesunde Menschen achten offenbar eher darauf, ihr Wohlbefinden zu steuern, sich gegen die Außenwelt teilweise abzugrenzen und ihre »hedonistischen Nischen« zu pflegen. Das heißt sie bespielen ihre ganz persönliche Wohlfühlecke und holen sich freudvolle Erlebnisse, stimmige Zeitgenossen, positive Erinnerungen und (damit) auch positive Gefühle in den Alltag.

Während Genießer also von einer breiten Palette an positiven Effekten profitieren, erwarten Genusszweifler dem Österreichischen Genussbarometer zufolge sogar deutlich häufiger, dass ihre Gesundheit nachlässt. Sie meinen öfter, dass sie »weniger geschafft haben als sie wollten«. Sie geben auch an, aufgrund von körperlichem oder seelischem Unwohlsein oder von Niedergeschlagenheit vermehrt »Schwierigkeiten bei der Ausführung« von alltäglichen Aufgaben zu haben. Genussunfähige glauben noch dazu sogar, etwas leichter krank zu werden als andere. Generell sind unter den Genusszweiflern, und besonders unter den Genussunfähigen, bedeutend mehr Menschen pessimistisch, unsicher, mutlos, traurig oder so niedergeschlagen, dass nichts sie aufheitern kann.

4.4 Genuss gegen Stress

Forscher vermuten, dass genussreiche Erlebnisse durch die Freisetzung von gamma-Aminobuttersäure (GABA; wichtigster hemmender Neurotransmitter im Zentralnervensystem) aus dem Mandelkern und anderen Teilen des limbischen Systems beruhigende und angstlösende Effekte haben. Genuss zu erleben wirkt daher als möglicher Stresspuffer. Dabei geht es vor allem darum, sich selbst etwas Gutes zu tun und das auch als solches zu registrieren. Selbst die beste Schokolade, ein richtig gutes Brot oder ein wunderbar cremiges Eis hat keine Chance, wenn die Aufmerksamkeit fehlt, wenn beim Autofahren, am Weg zur U-Bahn, beim E-Mails checken schnabuliert wird. Das Gehirn speichert den Konsum nicht als ein Genusserlebnis ab. Fehlt der Genuss, bleibt auch die entspannende Wirkung aus.

Weil wir zum genüsslichen Verzehren Ruhe brauchen, verschiebt sich schon seit Jahren für viele Menschen die wichtigste Mahlzeit des Tages auf den Abend. Gleichzeitig hilft das Essen, Stress abzubauen. Das bestätigt eine in 16 Ländern durchgeführte Untersuchung an 5200 Büroangestellten. Sie ergab, dass 58 % nach einem stressreichen Arbeitstag entspannen, indem sie essen gehen. Für die Gesundheit ist auch die Dauer, um wieder in einen entspannten Modus zu kommen, wesentlich: Wer nur langsam entspannt, hat negative gesundheitliche Konsequenzen zu tragen. Wie man den Arbeitstag ausklingen lässt und mit welchen Strategien man sich am schnellsten von der Adrenalin-Hochschaubahn »herunterholt«, ist daher für das Wohlbefinden wesentlich. Aber natürlich geht es nicht nur um den Abend: Stress kann man immer abbauen, indem man sich in Ruhe Gutes tut. Das kann genauso eine Tasse Tee, wie ein Schnittlauchbrot, ein paar Kekse oder eine viertel Stunde in der Sonne sein. Dunkle Schokolade wirkt sogar aufgrund der sekundären Pflanzeninhaltsstoffe im Kakao. Das hat 2014 erstmals eine Forschergruppe rund um Petra H. Wirtz an der Universität Bern untersucht. Man ging davon aus, dass die Kakao-Flavonoide die Ausschüttung der Stresshormone Kortisol und Adrenalin hemmen. Also bekam die eine Hälfte der Testpersonen dunkle Schokolade mit hohem Flavonoid-Gehalt, die andere ein Schokolade-Placebo ohne Flavonoide. Nach zwei Stunden wurde ein Stresstest durchgeführt – eine freie Rede und Kopfrechnen vor einem Gremium. Gemessen wurden die Stresshormon- und Flavonoid-Spiegel im Blut. Und es zeigte sich: Bei denjenigen, die echte Schokolade gegessen hatten, wurden weniger Stresshormone freigesetzt. Dunkle Schokolade scheint also vor den körperlichen Reaktionen auf Stress zu schützen. Psychologisch wurde allerdings kein Unterschied zur Placebo-Gruppe festgestellt.

4.5 Genuss stärkt Abwehrkräfte

Genussmomente sind mit positiven Erinnerungen verknüpft, die wiederum sogar das Immunsystem beeinflussen können. Das wurde u.a. von Warburton und Kollegen in den USA in den 1990ern an 40 Probanden untersucht: Als Indikator für den Immunstatus wurde der Gehalt an Immunglobulin A im Speichel (sIgA) herangezogen. Immunglobulin A ist ein Antikörper, der gegen Viren vorgeht, die in Nase und Mund eindringen und eine Infektion des oberen respiratorischen Traktes auslösen können.

20 Probanden sollten sich also an ein glückliches Erlebnis und 20 an Schuldgefühle erinnern. Die Konzentration an sIgA wurde zu Beginn und bis zu drei Stunden nach dem schriftlichen Festhalten der Erinnerungen gemessen. Dabei zeigte sich deutlich, dass die Erinnerung an frohe Momente die Ausschüttung von sIgA fördert und nach 45 Minuten einen Peak erreicht. Nach drei Stunden war das Ausgangslevel wieder erreicht. Die Erinnerung an Schuldgefühle war dagegen selbst nach drei Stunden noch mit einem deutlich niedrigeren Immunglobulin A-Status verbunden als zu Beginn.

Frühere Studien haben wiederum gezeigt, dass die am Abend gezogenen sIgA-Speichelproben mit der Summe an positiven oder negativen Erlebnissen und Stimmungen über den Tag korrelieren. Dieser Effekt eines »besonders guten

Tages« bleibt sogar ein bis drei Tage danach bestehen. Umgekehrt wurde auch beobachtet, dass drei bis fünf Tage vor einer Verkühlung oder einem grippalen Infekt mehr negative oder weniger positive Erfahrungen gemacht werden. Eine Erklärung dafür könnte das damit verbundene Absinken des Immunglobulin A-Status sein.

4.6 Geniesser essen anders

Fragt man, welche Komponenten eine allgemein gesunde Ernährung ausmachen, so rangieren Obst und Gemüse ganz oben (ca. 70 %). Frische Lebensmittel, Fisch, generell ausgewogen und mit Maß und Ziel zu essen (60-33 %), folgen. Im Grunde ist alles klar. Doch wer handelt schon danach? Unser Essverhalten ist geleitet von Gewohnheiten, weil uns schmeckt, was wir essen. Und nicht umgekehrt. Die Gewohnheit formt den Geschmack. Das ist ein wesentlicher Punkt. Nicht nur bei der Kindererziehung, auch wenn eigenes Verhalten geändert werden soll. Wer hat schon beim ersten Bier einen Freudenschrei ausgerufen? Es fing erst an zu schmecken, je öfter man es probiert hat. Bei Brokkoli, Kohlsprossen, Kaffee, Schwarztee ist es ähnlich. Die Liste ließe sich lang fortsetzen. Einzig Süßes mögen wir von Anfang an. Das ist evolutionär bedingt. Süß war immer schon das Signal dafür, dass es sich um ungiftige Energie handelt. Gesund essen hat aber nicht nur etwas mit der Lebensmittelauswahl zu tun. Auch die Rahmenbedingungen sind essenziell: Zeit, Ambiente, Gesellschaft. Sich Zeit zum Essen zu nehmen und den Fokus darauf zu richten, hat mehrere Vorteile in der von Angeboten und Möglichkeiten übersättigten Welt. Erstens setzt das Sättigungsgefühl erst rund 15 Minuten nach dem ersten Bissen ein. Wer langsamer isst, hat in der Zeit weniger Energie aufgenommen und beginnt trotzdem, sich satt zu fühlen. Wir müssen heute nicht alles im Turbotempo essen, was momentan da ist. In der Regel isst uns keiner etwas weg. Zweitens: Wer sich konzentriert nur dem Essen widmet und nicht nebenher vor dem Fernsehapparat oder dem PC dahinisst, nimmt Geschmack und Menge eher wahr, hat mehr Freude daran und erkennt besser, was er sich eigentlich einverleibt.

Knapp 30 % der Österreicher geben »Zeit« als wichtigsten Einflussfaktor für das Genießen-Können an. Umgekehrt sagen 43 %, dass Stress und Hektik die Freude am Essen nehmen und 31 % sehen im Zeitmangel einen regelrechten Genusskiller. Demnach ist auch »Schnelles Essen«, im Gehen oder Stehen, nicht sonderlich beliebt: 62 % lehnen das ab – auch wenn es manchmal keine Alternative gibt. Genießer können dem schnellen Essen und vor allem dem unwirtlichem Ambiente, dem Nebenheressen im Gehen am allerwenigsten abgewinnen (Österr. Genussbarometer 2009/10). Das bedeutet nicht, dass sie »Schnelles Essen« nicht auch essen – sie nehmen sich nur zum Essen eher mehr Zeit und legen auf die Atmosphäre mehr wert.

Im Vergleich zu Nichtgenießern verbinden Genießer zudem mit gesundem Essen deutlich stärker frische Lebensmittel, Gemüse sowie maßvoll und ausgewogen essen. Sie geben auch an, deutlich mehr Obst und Gemüse zu konsumieren – aber auch häufiger Schinken, Fleisch und Wurst sowie Schokolade und Pralinen. Sie essen nämlich insgesamt abwechslungsreicher. Das heißt nicht, dass sie in Summe mehr essen oder dass sie von den einzelnen Produkten mehr essen. Es geht rein um die Frequenz. Und die deutet auf gustatorische Abwechslung hin – von überall ein bisschen etwas. Dafür hat die Natur auch ein Phänomen eingerichtet: die sensorisch spezifische Sättigung. Sie besagt, dass wir nicht nach dem Prinzip »mehr desselben« versorgt sein wollen. Während uns eine Speise, eine Geschmacksrichtung, schon zum Hals raussteht, vertragen wir locker noch einen weiteren Gang, zum Beispiel ein Dessert. Physiologisch ist das auch logisch zu erklären: Jede Speise liefert andere Nährstoffe. Die Lust am abwechselnden Geschmack sorgt nebenher für eine ausgewogene Ernährung. Variatio delectat! – Abwechslung erfreut!

Zum Essen scheinen Genießer grundsätzlich ein entspanntes Verhältnis zu haben, sie gehen mit gesellschaftlichen und emotionalen Druck offenbar besser um als Nichtgenießer. Denn zum Essen gibt es viele Motivationen: Hunger ist nur einer davon. Oft steckt die Kompensation von Gefühlen dahinter. Vor allem Frauen und Adipöse neigen dazu, auch aus Trauer, Stress oder Frust zu essen. Daten des Österreichischen Genussbarometers zufolge essen Genussmenschen im Vergleich zu den anderen Genusstypen deutlich häufiger, »weil sie Hunger haben« (47 % vs. 30% Genusszweifler, 17 % Genussunfähige), »weil ihnen Essen Vergnügen bereitet« (37 % vs. 15 % und 11 %) und »weil es schön ist, mit anderen Menschen zu essen« (33 % vs. jeweils 13 %). Nichtgenießer essen dagegen deutlich öfter »wenn etwas zu essen da ist«.

Genießer wissen, dass Essen an sich gut tut und nicht nur der Deckung des Nährstoffbedarfs dient. Sie essen auf mehreren

Ebenen »gesund« und fühlen sich fabelhaft dabei. Sie essen gut, statt viel. Gut, weil sie bei Lebensmitteln qualitätsbewusst unterwegs sind. Ihnen ist deutlich wichtiger als anderen Konsumenten, dass Nahrungsmittel

- qualitativ hochwertig sind
- naturbelassen und frisch sind
- aus fairem Handel stammen
- aus Österreich und regional sind
- gut schmecken
- einen hohen Anteil an Nährstoffen, Vitaminen oder Mineralstoffen aufweisen.

Genießer lassen sich auch kaum in ein Diätregime zwingen, sondern lassen eher etwas aus, um bewusst die Vorfreude auf das nächste Mal zu steigern. Denn sie wissen um den Genuss, der sich einstellt, wenn man Sehnsüchte stillt. Dagegen meinen Menschen ohne Genusskompetenz, dass sich »gesundheitsbewusste« und freudvolle Ernährung widerspricht. Sie haben das Gefühl, stets etwas zu vermissen oder auf etwas verzichten zu müssen, um »gesund« zu essen. Genussunfähige verzichten zudem deutlich häufiger auf einzelne Speisen, um abzunehmen, und halten häufiger Diäten.

4.7 Wer geniesst, hat gute Chancen auf Normalgewicht

Dass ein restriktiver Umgang mit einzelnen Lebensmitteln und Verbote, selbst auferlegt oder fremdbestimmt, den Heißhunger schüren, ist bekannt. Deshalb funktionieren unter anderem auch Diäten nicht. Noch dazu kann eine Umstellung von ein paar Tagen oder Wochen keine langfristige Ausgangslage bilden. Isst man nachher wieder wie zuvor, schnellt das Gewicht nach oben, meist sogar über das ursprüngliche Level. Das ist der bekannte Jo-Jo-Effekt. Ein neues Körpergewicht zu etablieren, hat mit dem gesamten Lebensstil zu tun und ist ein nachhaltiges Unterfangen. Genießer haben auch da die Nase vorn. Knapp die Hälfte unter ihnen ist normalgewichtig, während die anderen nur jeweils zu 38 % in die Kategorie fallen. Umgekehrt sind unter den Genussunfähigen mit 17 % die meisten Adipösen, im Vergleich zu 15 % bei den Genusszweiflern und 11 % bei den Genießern (Österr. Genussbarometer 2009/10).

4.8 Genuss macht glücklich

Glück und Genuss haben einiges gemeinsam. Sie sind beide nicht käuflich. Beide stellen sich nicht durch das Haben ein, sondern durch das Sein. Die beiden Dimensionen, das Haben und das Sein, auseinanderzuhalten, ist keine neue Erkenntnis. Seit Jahrzehnten zählt Erich Fromms Buch zu einem Standardwerk des Erwachsenwerdens. Demnach ist Materielles für das Glücklichsein erwiesenermaßen nachrangig. Das belegt auch die Glücksforschung. Die Fähigkeit, glücklich zu sein, ist gut zur Hälfte in den Genen vorgegeben. Die andere Hälfte geht auf das Verhalten zurück. Und da wiederum belohnt die Evolution Überleben sichernde Handlungen mit Glücksgefühlen. Deswegen freut uns fettes Essen ebenso wie Sex. Dabei wird im Gehirn der Neurotransmitter Dopamin ausgeschüttet, er sorgt für das Wohlgefühl – und auch dafür, dass wir die Handlungen wiederholen. Dafür müssen sich die einzelnen Nervenzellen die Genüsse merken. Wie das funktioniert, wurde an Ratten untersucht: Gene, die bei der Erinnerung eine Rolle spielen, werden beim Glücklichsein, aber auch beim Genießen, chemisch verändert. Sie werden epigenetisch geprägt.

Grundsätzlich ist zwischen zwei Facetten des Glücks zu unterschieden, die voneinander zu trennen sind: Die eine ist die im langfristigen Grundzustand wahrgenommene Lebenszufriedenheit (griech. Eudaimonia, eine gelungene Lebensführung).

Der andere Aspekt umfasst die sinnliche Freude (griech. Hedonia) und das emotionale Wohlbefinden, das sich durchaus schnell ändern kann. Letzteres hängt eng mit Genussverhalten zusammen und wirkt sich auch auf Dauer aus: Wer keine kurzfristigen Glücksgefühle abspeichert, kann auch langfristig nie zufrieden sein. Genießen in das eigene Lebenskonzept einzubauen, fördert daher auch die grundlegende positive Verfasstheit.

Glück erlangte sogar politische Bedeutung. 2008 verankerte das Königreich Bhutan im Himalaja das »Bruttonationalglück« als Staatsziel in seiner Verfassung. Damit wurde es auf eine Ebene gehoben mit dem Natur- und Umweltschutz und einer Gesellschaft mit möglichst gerecht verteilten Gütern. 2012 folgten dann mehr als 600 Wissenschaftler und Politiker der Einladung Bhutans in das New Yorker Hauptquartier der Vereinten Nationen zur weltweit ersten »Konferenz des Glücks«. Im Gegensatz zum Bruttoinlandsprodukt soll das Bruttonationalglück eine ganzheitliche Bewertung des Lebensstandards einer Nation erfassen. Dazu zählen neben den materiellen Faktoren wie Gesundheit oder Zeitverwendung, die Bewahrung von kulturellen Werten oder das Befriedigen spiritueller Bedürfnisse. Eine andere Kennziffer wurde 2006 vom New Economic Foundation's Centre for Well-Being in London erstellt: der Happy Planet Index (HPI). Dafür werden die Lebenserwartung und Zufriedenheit der Bevölkerung in Relation zum ökologischen Fußabdruck (Ressourcenverbrauch) gesetzt.

Aspekte der Nachhaltigkeit rücken also sowohl für das langfristige Glück, als auch für kurzfristige Genussmomente zunehmend in den Vordergrund. Mit gutem Gewissen zu handeln und zu konsumieren beinhaltet für viele, sich solidarisch gegenüber kommenden Generationen, anderen Spezies und der Umwelt zu zeigen. Sei es durch einen Lebensstil, der CO_2-Emmissionen nicht unnötig fördert, durch den Verzicht auf Produkte aus Massentierhaltung, durch den (teilweisen) Verzicht auf Fleisch, durch alternative Mobilität, durch den Konsum von Bio-Erzeugnissen ... Wissenschaftler stellen zwischenzeitlich fest, dass in demokratischen Gesellschaften das Glück für jedermann zunehmend eine Agenda für den Staat wird. Wie ist das zu verstehen? Die glücklichen Massen als Politikum?

»Genießen heißt, sich und anderen in Fröhlichkeit anzugehören.«

- Johann Wolfgang Goethe

Was macht Glück nochmal aus? Wie beim Gesundsein generell kennzeichnet Glücklichsein deutlich mehr als nur nicht unglücklich sein. Forscher der Disziplin definieren Glück als Überbegriff für Sinnhaftigkeit, Wachstum, Wohlfühlen,

Liebe, dass es einem gut geht, man aufblüht, in Schwung ist. Frohnaturen sind zudem widerstandsfähiger und werden schneller wieder gesund. Ein möglichst hohes Level an Wohlbefinden in der gesamten Bevölkerung kann daher durchaus ein Ziel zeitgemäßer Gesundheitspolitik sein. Sieht man sich die andere Seite der Medaille an, landet man nicht nur bei Stimmungsschwankungen, sondern bei leichten bis manifesten Depressionen. Denn einmal etwas niedergeschlagen und müde, freud-, antriebs- und interessenlos zu sein, erlebt jeder mehr oder weniger häufig. Halten dagegen zwei der Anzeichen für mehr als zwei Wochen an und kommen noch zwei Symptome wie Suizidgedanken, Schuldgefühle, Appetitlosigkeit oder Konzentrations- und Schlafstörungen dazu, fällt die Diagnose: Depression. In Österreich sind rund 800.000 Menschen depressiv, in Deutschland 4 Millionen. Ungefähr jede vierte Frau, aber »nur« jeder zehnte Mann ist einmal im Leben davon betroffen. Die WHO warnt vor einer neuen Volkskrankheit. Und sie taucht mehrfach im Duett auf: Depressionen und Diabetes, ... und Herzinfarkt, ... und Adipositas, ... und chronische Darmentzündungen, ... und Bewegungsmangel. Die psychische Verfasstheit hat also durchaus (gesundheits-)politische Bedeutung erlangt.

Ein Grund mehr, nach Möglichkeiten Ausschau zu halten, »glückliche Massen« zu fördern. Dabei zeigt sich, dass Depressionen und Genusskompetenz zusammenhängen – sogar wechselwirken. Mit dem Auftreten von Depressionen kann die Genussfähigkeit verloren gehen. Man spricht vom sogenannten hedonistischen Defekt. Zentrale Symptome sind Lustlosigkeit, Freudlosigkeit und Genussunfähigkeit. Daraus folgen Antriebslosigkeit und Schwierigkeiten bei der generellen Wahrnehmung sowie Einbußen der geistigen Fähigkeiten. Umgekehrt kann das Wieder-Erlernen des Genießens und ein selbstfürsorglicher Umgang bei Depressionen helfen. Das hatte sich Dr. Rainer Lutz in seiner »Kleinen Schule des Genießens« zunutze gemacht und seine Patienten das Genießen wieder gelernt. Durch das kurzfristige Zulassen und bewusste Wahrnehmen von Glücksmomenten konnten zahlreiche Therapieerfolge verbucht werden.

4.9 Genuss für Toleranz und Respekt

Eigentlich liegt es auf der Hand: Genussvolles Erleben fördert nicht bloß die individuelle Gesundheit, sondern ermöglicht auch ein geschmeidigeres Miteinander. Schließlich ist Genuss Ausdruck von Lebensbejahung – einen lebensverneinenden Genuss gibt es nicht. Selbst bei intensiven asketischen Phasen dazwischen. Warum Genießen oft mit Gemeinschaft verbunden wird, lässt sich auch linguistisch ableiten. Genuss hängt unmittelbar mit Genosse zusammen und das Kollektivpartikel »ge« weist bereits auf das Gemeinsame beim Genießen hin. So kann es sein, dass erst ein Gegenüber Gelegenheit zum wahren Genuss bietet, der eben nicht ausschließlich auf guten Produkten und einem angenehmen Ambiente beruht.

Gerade beim gemeinsamen Essen ist der Genuss der zentrale Code. Gemeinsam essen dient dem Gedankenaustausch, wirkt vertrauensbildend und gemeinschaftsstiftend, wandelt Beziehungen zueinander und das Miteinander. Mit wem wir essen ist daher erheblich: Schließlich handelt es sich beim

Essen um einen intimen Akt. Materie wird zu einem selbst. Populärer ausgedrückt: Du bist, was du isst! Beim gemeinsamen Essen entsteht ein Wir. Man offenbart sich in der Auswahl, in der Art und Weise des Essens, den Gesprächen, den Tischmanieren. Unweigerlich lernt man beim Essen sein Gegenüber besser kennen. Nicht umsonst werden viele Freundschaften beim Essen gepflegt, strukturieren gemeinsame Mahlzeiten oftmals das Familienleben und werden Geschäftsbeziehungen beim Essen vertieft. Zumindest in der Zeit des gemeinsamen Essens erfahren die Beteiligten einander intensiver, sie bestätigen einander oder wandeln sich zu Partnern. Das Wort Kumpel, im Französischen copain oder im Spanischen comgango leitet sich von lat. Panis, dem Brot, ab. Als besonders gelungen gilt auch ein Essen, wenn es zu einer lebendigen Verflechtung von Essen und Reden geführt hat. Genussfähigkeit und gemeinsames Essen gewinnen daher an gesellschaftlicher Bedeutung, weil sie den Sinn für das Anderssein schärfen sowie soziale und lebensfreudige Kompetenz stiften. Genuss gibt Kraft, Kontakte zu knüpfen, Distanzen zu verringern, Barrieren zwischen den Essenden abzubauen.

Das ist umso mehr gefragt, je tiefgreifender sich der »on the go«-Konsum, das nebenher Essen und zunehmende Einpersonenhaushalte als gesellschaftliche Muster etablieren. Genuss fördert also auch die Toleranzfähigkeit und kann als Kulturstifter und Kommunikationsmotor gesehen werden.

Welche Rolle spielt dabei die Gastlichkeit? Sie kennzeichnet seit der Antike den Umgang mit Anderen und Fremden und steht für die Bereitschaft, ausgangsoffene Begegnungen zuzulassen. Gastliches Handeln ist für kulturelle Wandlungsfähigkeit lebenswichtig und kann selbst als Kulturtechnik angesehen werden – ebenso wie sich verständigen, lesen, schreiben, rechnen oder Konversationen führen, Nahrung zubereiten oder Auto fahren.

Gastlichkeit äußert sich traditionell in Formen der Höflichkeit sowie in der Ästhetik des gedeckten Tisches, der den außerordentlichen Anlass spiegelt. Gerade im Zeitalter der Globalisierung gewinnt die kulinarische Gastlichkeit besondere kommunikative und politische Aktualität. Denn den Anderen in seinem Anderssein zu erkennen, gelingt am ehesten an fremden Tischen.

5
Geniessen trainieren oder: Wie geht's?

Genusstraining wird auch Euthyme Therapie genannt und ist mittlerweile aus der Verhaltenstherapie nicht mehr wegzudenken. Euthym kommt aus dem Griechischen: »eu« steht für »gut«, »thym« für »Seele, Gemüt«. Sich wohlfühlen und freuen, lachen und genießen sind dabei therapeutische Elemente. Ron Ramsay von der Universität Amsterdam erläuterte seinen Ansatz Anfang der 1970er-Jahre Studierenden in Marburg. Und zwar als Therapieprogramm für Übergewichtige. Bei seinem Essprogramm wurde den Übergewichtigen erlaubt, alles zu essen, worauf sie Appetit hatten. Die einzige Voraussetzung war, langsam und mit Genuss zu essen. Egal ob Schokolade, Schnitzel oder Chips: Nichts war verboten, solange es mit Genuss gegessen wurde. Der Clou dahinter war und ist: Der Genussaspekt verändert das Essverhalten. Die Kalorienaufnahme pro Zeiteinheit sinkt unweigerlich. Und wir wissen, bis zum ersten Sättigungssignal dauert es rund 15 Minuten. Die Erlaubnis zum Genießen entspannt den Umgang mit Lebensmitteln. Ramsay beschränkte sich mit seinem Ansatz nicht nur auf das Essen, auch in der Behandlung von sexuellen Funktionsstörungen setzte er darauf, positive Emotionen zu fördern, um Sexualität angenehm und genussvoll wahrzunehmen.

Auf Basis der Erfahrung von Ramsay stellten die Psychologen Rainer Lutz und Eva Koppenhöfer 1983 »Die Kleine Schule des Genießens« vor. Deren Grundlage bildet eine Beobachtung mit stark depressiven Menschen, die sich weder verbal noch non-verbal anderen Menschen zuwendeten. Bekamen sie starke Düfte aus Flacons unter die Nase gehalten, war es ihnen möglich, sich sozial einzulassen. Lutz und Koppenhöfer formulierten daraus den Grundsatz: »keine Depressionstherapie, ohne genussvolles Erleben und Handeln zu fördern!«

Genusstraining wird mittlerweile bei einer Reihe von anderen Erkrankungen ebenso angewendet: Alkohol-Abhängigkeit, Zwangserkrankungen, Essstörungen, psychosomatischen Erkrankungen, Schmerzstörungen oder Erschöpfungssyndrom. Selbst Menschen, die von Beeinträchtigungen und Krankheiten wie Diabetes, Neurodermitis, Allergien, verminderter Hörleistung, Arthrose oder Arthritis et cetera betroffen sind, profitieren von einer geschärften Wahrnehmung, fokussieren Positives und erlangen eine gesteigerte Lebenszufriedenheit. Weil Genießen einen derartigen Effekt hat, gehört es in den ganz normalen Alltag verankert!

In der »Kleinen Schule des Genießens« leiten die sieben Empfehlungen zu einem sinnlichen Leben an. Die Empfehlungen der »Kleinen Schule des Genießens«:

Genuss braucht Zeit.
Schneller Genuss ist ein Widerspruch in sich. Genuss kann sich nur entwickeln, wenn in einer aktuellen Situation auch Zeit zur Verfügung steht. Zudem braucht der Mensch (Lebens-) Zeit, um Genussfähigkeit zu erwerben, aber auch, um persönliche Genüsse entdecken und erfahren zu können. Schaffen Sie sich in Ihrem Tagesablauf »Genussinseln"!

Genuss muss erlaubt sein.

In einer Erziehung und gesellschaftlichen Haltung, die Genuss tabuisieren oder bestrafen, kann sich keine Genusskompetenz entwickeln. Die eigene Erlaubnis und das konkrete Tun korrigieren Hemmungen, Angst- oder Schuldgefühle. Dann kann Genuss auf gesunde Art und Weise erlebt werden. Gönnen Sie sich Genusserlebnisse! Das ist auch gesellschaftlich relevant – wie sagt das Sprichwort? Wer nicht genießt, wird ungenießbar!

Genuss geht nicht nebenbei.

Um genießen zu können, muss man sich auf den genussfördernden Reiz konzentrieren und eine genussstörende Umwelt ausblenden können. Multitasking funktioniert nicht: Gleichzeitig essen und fernsehen oder lesen schmälert das Erlebnis. Die Aufmerksamkeit will fokussiert sein.

Wissen, was einem gut tut.

Menschen haben verschiedene Vorlieben und Abneigungen, die sich auch im Laufe des Lebens verändern können. Genuss ist immer personenspezifisch. Jeder Einzelne sollte daher seine eigenen Präferenzen kennen und wissen, was einem gut tut. Hören Sie auf Ihren Körper!

Weniger ist mehr.

Es liegt in der Natur der Sache, dass wir über Dinge, die uns gefallen, möglichst unbegrenzt verfügen wollen. Konsum schließt aber Genuss aus. Quantität schlägt nicht in Qualität um: Besteht ein Überangebot an Genussreizen, wird es immer schwieriger, Genuss zu erleben. Eine gewisse Askese fördert die Vorfreude, Sättigung dagegen macht stumpf.

Genuss braucht Erfahrung
Genuss will erlernt sein. Denn Genusserlebnisse einordnen, bewerten und differenziert wahrnehmen zu können, befähigt einen, genau zu wissen, was man will und gezielt Geschmacksnuancen hervorzurufen. Erleben Sie bewusst mit allen Sinnen und halten Sie das Genusserlebnis in Erinnerung!

Genuss ist alltäglich.
Um zu genießen, bedarf es keiner außerordentlichen Anlässe. Genussreize können auch, und gerade, im Alltag auftreten und müssen »nur« entsprechend wahrgenommen, kategorisiert und verarbeitet werden, z. B. ein Kaffee, ein Lächeln, ein Lied, ein gutes Gespräch ... Warten Sie nicht auf einen besonderen Moment, genießen Sie im Jetzt.

5.1 Vier Wege zum Genuss

Genussfähigkeit fällt nicht vom Himmel. Wer genießen will, muss nicht nur alle Sinne einschalten, sondern braucht grundlegend eine offene und neugierige Einstellung, ist aufmerksam und erlaubt sich selbst Genussmomente, gönnt sich täglich Genusserfahrungen und achtet auf Abwechslung. Damit ist auch für zeitweilige Askese von einzelnen Erlebnissen oder Produkten gesorgt, ohne sich wirklich kasteien zu müssen. Seine Genussfähigkeit zu trainieren hängt unweigerlich eng mit einem selbstfürsorglichen Umgang zusammen: Die eigenen Bedürfnisse erkennen und stillen zu können, sich selbst wertzuschätzen und Gutes tun. Klingt trivial, ist aber nicht selbstverständlich. Dafür braucht es Zeit. Zeit, um seine

Erfahrungen dahingehend zu sammeln und grundlegend einen vernünftigen und kreativen Umgang mit Zeit, damit Genussmomente im Alltag Platz haben können. Und schließlich helfen ein paar Fakten zum Thema Essen zu mehr Gelassenheit, damit in Summe mehr Zeit, Muße, Freude und Ruhe bleibt!

Ein paar Anregungen und Übungen sollen die ersten Schritte zum Genießen-Können erleichtern. Aus den sieben Empfehlungen der »Kleinen Schule des Genießens« lassen sich vier Hauptelemente ableiten, von denen jedes für sich die Genussfähigkeit steigert und zu einem intensiveren Genusserleben führen wird. In ihrer Summe verstärken sie ihre Wirkung. Die ersten Voraussetzungen für Genussfähigkeit sind mit diesen vier Strategien zu schaffen:

1. Selbstfürsorge
2. Zeitsouveränität
3. Achtsamkeit und Finetuning der Sinne
4. Wissen und gutes Gewissen

5.1.1 Selbstfürsorge

Wie schon mehrfach erwähnt – Genießer werden belohnt: Sie fühlen sich glücklicher, vitaler, kreativer, gelassener und ausgeglichener, gesünder und sind optimistischer als Zweifler und Genussunfähige. Wesentlich dafür ist vor allem der Umgang mit sich selbst. Genießer sind oft Meister der Selbstfürsorge. Sie erwarten nicht von anderen, dass sie sich um ihr Wohl kümmern. Sie nehmen sich selbst fürsorglich bei der Hand. Was heißt das konkret? Fürsorge klingt etwas altmodisch, ist aber tief in vielen Beziehungen verankert: Eltern kümmern sich zum Beispiel fürsorglich um ihr Kind und auch Partner können und sollten miteinander fürsorglich umgehen. Ganz generell sorgt sich die eine Person um das Wohl der anderen, meist in dem Moment, schwächeren Person. Indem sie etwas tut, das die andere Person zu dem Zeitpunkt gerne hat oder ihr gut tut, also direkt Wohlbefinden auslöst. Oder indem sie sie vor Hindernissen oder Gefahren warnt beziehungsweise schützt. Wissenschafter sprechen auch vom sogenannten TLC-Faktor, wenn es zum Beispiel um die Genesung von Krankheiten geht. TLC steht für »Tender Loving Care« – also für sanfte, liebevolle Fürsorge. Schließlich redet die Psyche bei der Rekonvaleszenz ein ordentliches Wörtchen mit. Wenn sich die Seele wohlfühlt, wird das Immunsystem doppelt gestärkt. Zum Teil wird damit auch der Effekt der Hühnersuppe bei Erkältungskrankheiten erklärt. Neben der Temperatur und den entzündungshemmenden Inhaltsstoffen (Huhn und Gemüse) soll sie deswegen wirken, weil schon der Duft viele Menschen an die Hühnersuppe in Kindheitstagen erinnert.

Selbstfürsorge ist sozusagen das all-in-one-Konzept: Man ist selbst Geber und Nehmer des fürsorglichen Handelns. Selbstfürsorge folgt dem Gedanken, nicht nur andere so zu behandeln, wie man von anderen behandelt werden möchte, sondern auch sich selber so zu behandeln. Denn warum sollte man mit sich selbst nicht so umgehen, wie jemand, der es gut mit einem meint? So wie Eltern auf das Wohl ihrer Kinder achten oder gute Freunde aufeinander schauen? Wir können das eigene Wohlbefinden ganz wesentlich selbst herbeiführen.

Dafür ist es wichtig, genau zu wissen, wie oder womit man sich selbst Gutes tun kann (ohne auf andere angewiesen zu sein). Wer selbstfürsorglich mit sich umgeht, ist kein Opfer der Umstände, sondern gestaltet sich bewusst sein Wohlbefinden, spürt in sich hinein und reagiert auf die Antworten der körpereignen Sensoren. Das hat nichts mit Egoismus zu tun. Das bedeutet, mehr Eigenverantwortung für das eigene Wohlergehen zu übernehmen. Mit selbstfürsorglichem Verhalten lassen sich auch Genuss auf der einen Seite und Askese und Belastungen auf der anderen Seite regulieren. Ein all-time-High gibt es nicht. Ziel ist es, mittelfristig euthymes Erleben zu sichern, also der Seele und dem Gemüt Gutes zu tun. Mitunter heißt das, sich Aus- und Verzichtszeiten zu gönnen, wenn damit auf längere Sicht die positive Seite überwiegt. So steigert beispielsweise für viele der bewusste Verzicht auf Fleisch oder Alkohol den Genuss nach der »free from«-Phase – sei es nach der gesamten Fastenzeit, sei es nach einzelnen »Frei-Tagen«. Ein selbstfürsorglicher Umgang bedeutet also nicht, immer von positiven Emotionen getragen zu werden. Die Bilanz muss stimmen.

Das Konzept der Selbstfürsorge als zentralen Baustein der Lebensführung zu sehen, ist vor allem damit verbunden, sich ein »gutes Leben« und seelische Gesundheit zu erlauben und diese auch einzuforden. Selbstfürsorge hat zudem eine moralische Dimension: Sich um sich selbst zu kümmern, entlastet die eigene Umgebung. Egal ob es darum geht, körperlich fit und funktionsfähig zu sein oder seelisch intakt.

5.1.1.1 *Nur noch eine Minute*

Der US-amerikanische Arzt und Psychologe Spencer Johnson hat zur Stärkung der Selbstfürsorge bereits 1985 eine einfache Methode vorgestellt: »Eine Minute für mich«. Sie ist denkbar einfach (und dennoch lohnt es sich, sein ganzes, gleichlautendes, Buch zu lesen). Es geht darum, mehrmals am Tag kurz innezuhalten und sich die Frage zu stellen: »Kann ich jetzt, in diesem Augenblick, besser für mich sorgen?« Diese kurze Innenschau liefert zwar nur ein Pixel dessen, was bei längerer und intensiverer Selbstbeobachtung wie Zen-Meditation passiert, ist aber dennoch eine Initialzündung für freiere Entscheidungen. Eine Minute in sich Hineinhorchen versetzt einen kurzfristig in die Zuschauerpositition des eigenen Verhaltens und der eigenen Gedanken. Danach sieht man klarer. Je öfter man sich so eine Minute gönnt, desto eher spürt man seine Bedürfnisse und kann danach handeln. Was steckt hinter ständiger Selbstkritik? Spüre ich Hunger oder Fadesse? Oder brauche ich nur Frischluft und ein paar Sonnenstrahlen? Es ist im Grunde gleichgültig, wie die Selbstfürsorge ausgestaltet wird. Vorrangig geht es um das hervorragende Gefühl, sich selbst so wichtig zu nehmen, dass man sich zumindest für eine Minute auf der eigenen Prioritätenliste ganz nach oben rückt. Man nimmt sich selbst mindestens so wichtig wie die eigene Arbeit, die Familie, die Freunde, die Partnerschaft. Der Clou dahinter: Jeder, der für sich selbst gut sorgt, ist mit sich selbst zufriedener und mit seinen Mitmenschen.

5.1.1.2 *»JA« sagen*

Den Fokus auf positive Gefühle richten – das hat enorme Auswirkungen. Studien aus dem Feld der positiven Psychologie belegen, dass eine optimistische Lebenseinstellung wie kaum etwas anderes gegen die Folgen von Schicksalsschlägen wirkt. Bereits im Vorfeld wappnen schöne Gefühle vor psychischen Erkrankungen. Zu positiven Gefühlen trägt auch die Sprache wesentlich bei. Die Tageszeitung »Die Presse« unternahm 2013 mit einer Wochenendausgabe den Versuch, die Welt von der positiven Seite darzustellen. Keine rosarote Brille und auch keine Verklärung, der Fokus lag darauf, was funktioniert. Und nicht darauf, was nicht funktioniert. Zum Beispiel, welch erstaunliche Leistungen die humanitäre Hilfe in einem Krisengebiet erbringt, welche neuen Entwicklungen und Erfindungen es gab ... – kurz, was gut läuft. Erstaunlich, wie solch eine Lektüre im Kopf wirkt. Warum? Ein Beispiel: Denken Sie nun ja nicht an einen rosaroten Elefanten! Bitte denken Sie nicht, wirklich nicht, an einen rosaroten Elefanten. Wie ist es Ihnen dabei gegangen? Sie haben ziemlich sicher das innere Bild aufsteigen lassen. Wir können nämlich nicht etwas nicht denken.

Das hat Konsequenzen, die man sich zunutze machen kann. Oft sind es Kleinigkeiten, die sich leicht umdrehen lassen und so die Wahrnehmung hin zu einer positiveren lenken. Schon allein »ex negativo«-Formulierungen zu ersetzen, macht einen riesigen Unterschied: »Nicht schlecht«, »gar nicht übel«, »nicht hässlich«, »nicht dumm« – Was läuft falsch? Unser Gehirn streicht das »nicht« und übrig bleiben: schlecht, übel, hässlich, dumm. Dreht man seine Gedanken hin zum Positiven, werden andere Eindrücke oder Wertungen abgespeichert: gut, fein, schön, gescheit ... Umgekehrt kann man von dem Mechanismus auch profitieren: Wer davon spricht, sich nicht ganz gesund zu fühlen, gibt sich selbst ein anderes Signal als jemand, der gleich »krank« ist. Statt zu denken »das ist gar nicht so schlecht« lässt sich auch der Schalter auf »das ist gut« umlegen – und das »eigentlich«, das noch hineinpassen würde, spart man am besten auch aus.

Denn wie wir fühlen, denken, handeln, wird, nicht nur, aber auch, unbewusst durch Worte gesteuert. Sie lösen bestimmte Reaktionen aus. Und zwar ohne verstandesmäßig automatisch geprüft zu werden. Das heißt, die Reaktion erfolgt großteils unbewusst.

Vorwürfe, Kritiken oder wohlgemeinten Anregungen anderer bringen uns häufig in eine Position der Rechtfertigung oder Verteidigung. Auf die innere Stimme reagieren wir ebenso. »Ich sollte dreimal in der Woche laufen gehen/1,5 Liter Wasser am Tag trinken/fünf Portionen Obst und Gemüse essen«. Mit Stress und Angst ist auch »muss« verbunden. »Ich muss mich mehr bewegen, weil ...«, »Ich muss wieder einmal in Urlaub fahren ...« »Eh – aber, ich habe keine Zeit, ... vergesse darauf, ... es ist nicht in der Nähe, ... das ist umständlich, ...« JA – ABER: kennzeichnet den inneren Widerstand. JA – UND: steigert die persönlichen Freiheitsgrade. Wir müssen nicht. Das ist wichtig, denn: Brennt sich das »Müssen« zu sehr in unserem Kopf ein, hat das auf Dauer Folgen: es engt unsere Gefühlswelt ein, beschränkt unseren Handlungsspielraum, kann sogar unsere Gesundheit beeinträchtigen. Freundlichere und flexiblere Denk- und Sprachmuster sind dagegen: »Ich freue mich auf den Urlaub ...« oder »Ich esse gerne viel Verschiedenes ...«. Situationen und Veränderungen werden so anders wahrgenommen. Man ist eher »Herr im eigenen Haus«. Mit der Folge, dass selbstwertstärkende Neurotransmitter ausgeschüttet und hormonelle Regelkreise mit Belohnungs- und Glücksgefühlseffekten aktiviert werden. So wächst die Achtsamkeit für das, »was mir gut tut«.

Sich ein Sprachmuster anzueignen, das den eigenen Selbstwert stärkt, löst also von vornherein weniger negative Gefühle aus. Damit entfallen auch Situationen, in denen Essen eine reine Kompensationsfunktion übernimmt. Denn häufig ist Essen das »Trostmittel« bei schmerzlichen Gefühlen. Mit positiven Mustern im Kopf ist das nicht mehr nötig.

Was hat die positive Sichtweise und Sprache also mit Selbstfürsorge zu tun? Für und um sich selbst zu sorgen setzt ein grundlegendes JA zu sich selbst voraus. Das bedeutet eine positive Grundhaltung zur eigenen Person zu entwickeln ebenso wie seine Gedanken und Emotionen positiv zu steuern. Schließlich ist aus der Gehirnforschung bekannt, dass der Verstand nur 10 % zu unseren alltäglichen Entscheidungen beiträgt, zu 90 % bestimmen unsere Gefühle und unbewussten Prozesse. Statt Bauch gegen Kopf gegeneinander antreten zu lassen, sorgt man besser dafür, dass sie Hand-in-Hand-Gehen. Bewusstes Sprachmustertraining steigert diese Fähigkeit und fördert, Verantwortung für sich selbst zu übernehmen. Denn »müssen und sollen« ist die Position der Fremdbestimmung – »wollen, mögen, möchten« folgt einer selbstbestimmten und flexiblen Lebensführung.

Training im Alltag

Vorfreude erzeugen!

Vorfreude gleicht einer Doppelpackung: Sie beschert Genuss im Moment und motiviert. Das ist bei einer lang gebuchten Reise ebenso wie bei der Vorstellung glücklicher, gelassener, optimistischer und gesünder durchs Leben zu gehen (das sind wesentliche Punkte, von denen Genießer profitieren).

Training: Nehmen Sie sich circa 20 Minuten Zeit und legen Sie sich Stift und Papier bereit. Schließen Sie die Augen und stellen Sie sich vor, Sie wären bereits an Ihrem persönlichen Genussziel angekommen. Das geht im Übrigen auch wunderbar beim Spaziergehen oder Laufen.

- Woran merken Sie, dass Sie ein Genießer sind?
- Woran merken es andere Menschen in Ihrer Umgebung?
- Was hat sich in Ihrem Leben geändert?
- Was haben Sie selbst dazu beigetragen?
- Wie fühlen Sie sich?

Notieren Sie sich Ihre Gedanken dazu.

Im Alltag: Nehmen Sie sich täglich 5 Minuten Zeit für Vorfreude. Auf Ihre Zukunft als Genießer, auf den ersten Spargel, reife Erdbeeren, den ersten Schnee im Jahr, laue Sommerabende, ein erreichtes Ziel …

Think pink!

Positive Sprachmuster: JA zu sich selbst und zu anderen sagen – und auch so sprechen. Das kann geübt werden. Bevorzugen Sie JA und ersetzen Sie NEIN/NICHT durch andere Formulierungen.

Beispiele für das NEIN-Ersetzen:

- »Möchten Sie noch eine Tasse Kaffee?«
- »Vielleicht später …«
- »Im Augenblick reicht es mir mit Kaffee …«
- »Vielleicht ein anderes Mal …«
- »Das ist sehr nett von Ihnen, aber jetzt habe ich erst einmal genug Kaffee getrunken …«

Statt: »Das ist gar nicht schlecht.«

- »Das ist gut/angenehm/akzeptabel/okay …«

Im Alltag: Achten Sie jeden Tag ein paar Minuten bewusst auf Ihr Sprach- und Denkmuster und streichen Sie die »Nichts und Neins«!

Bewusst verwöhnen!

Sich selbst Verwöhn-Zeiten einzuräumen gehört zu den Eckpfeilern der Selbstfürsorge und des Genusstrainings. Es richtet das Augenmerk auf angenehme Tätigkeiten und

Empfindungen. Wesentlich ist eine breite Klaviatur an unterschiedlichen Aktivitäten für ein gesteigertes Wohlbefinden auszuloten und seine persönliche Verwöhn-Zeit im Alltag einzuplanen.

Training: Sammeln Sie Ideen, wie oder womit Sie sich selbst innerhalb von kurzer Zeit, max. 15 Minuten, verwöhnen können, und notieren Sie sie. Das könnte eine Tasse Kaffee, ein kurzer Tapetenwechsel, ein besonderer Duft, frisches Obst, Musik hören, et cetera sein.

Im Alltag: Gönnen Sie sich täglich eine kleine Verwöhn-Zeit.

5.1.2 Zeitsouveränität

5.1.2.1 Zeitbewusstsein für eine neue Esskultur

Zeit zum Genießen ist einer der wichtigsten Faktoren. »Zeit haben« steht bei fast allen Genuss-Umfragen an der ersten oder zweiten Stelle. Unter Stress funktioniert Genießen auch nicht. Mit der eigenen Zeit vernünftig umgehen zu lernen, ist daher eine Grundvoraussetzung, um eine gesunde Esskultur zu etablieren. Manfred Molicki, von der Gesellschaft für Zeitkultur in Deutschland, beschreibt Zeitkompetenz gar als eine Bedingung, ohne die es nicht geht. Denn Zeitkompetenz setzt voraus, »dass man über die Befriedigung von physiologischen Grundbedürfnissen hinaus Zeit investiert, um auch höhere Bedürfnisse zu befriedigen«. Also, dass man nicht nur satt wird, sondern auch seine sozialen und emotionalen

Bedürfnisse stillt. Molicki veranschaulicht die vier Ebenen der Esskultur in einer Pyramide – angelehnt an Maslow's Bedürfnispyramide.

Die erste Stufe bilden die biologischen, physiologischen Bedürfnisse – wir wollen satt werden. Auf der zweiten Stufe steht die Entspannung: Essen kann Wohlbefinden fördern und Stress reduzieren. Auf der dritten Ebene steht die soziale Komponente. Wir essen lieber in Gesellschaft und gemeinsames Essen verbindet. Auf der Spitze sitzt das Zeitbewusstsein, das Wissen über die eigenen Rhythmen, Eigenzeitbedürfnisse und das eigene Maß. Wer Zeit- und Esskultur lebt, hat alle Ebenen im Blick. Schließlich geht es nicht nur um das Sattwerden, sondern um ein soziales Ereignis, das Aufbauen und Pflegen von Beziehungen – zu sich selbst (Stichwort: Selbstachtung und Würde) ebenso wie um moralische und ökologische Aspekte des Essens.

5.1.2.2 *Der Zahn der Zeit arbeitet dagegen?*

Alles wird immer schneller, die Zeit läuft uns davon, zerrinnt zwischen den Fingern … ? Zeitmangel ist schon länger ein gesellschaftliches Phänomen. »Zeit stehlen kann man nur demjenigen, der Zeit spart, denn jemand, durch den die Zeit sozusagen immer hindurchfließt, der seine Zeit nicht festzuhalten versucht, der hat ja gar keine, die man ihm stehlen kann.« Aus diesem Gedankenkonstrukt entwickelte Michael Ende in »Momo« die »Zeitsparkasse«, in die alle Menschen einzahlen mussten. Nur so konnte letztendlich Momo die gestohlene Zeit vor den Grauen Herren retten. Das 1973 erschienene Märchen diskutierte ein Thema, das heute aktueller denn je zu sein scheint: Zeitmangel, Zeitnot. Wir erleben eine Zeitverdichtung: Beschleunigung, Synchronisation, Gleichzeitigkeit, Multitasking, Zeitdruck und Non-stop-Gesellschaft, die 24/7-Shops. Dauernd erreichbar, flexibel und mobil sein zu wollen oder zu »müssen« kennzeichnet das »Leben im Hamsterrad« nicht nur am Arbeitsmarkt, sondern oft auch freiwillig in der »Frei«-Zeit. Was oft fehlt, ist der Gegenpol: die Pause. Und selbst die ist oft voll mit Zeiträuber-Aktivitäten, die nicht Fisch und Fleisch sind, die einen imperativen Charakter haben, nicht entspannen, das »Rad weiterlaufen lassen«.

Auch Lerchen und Eulen müssen sich in die Timescape fügen, egal zu welcher Gattung sie gehören. Der Begriff Timescape gilt als Pendant zur Landscape, ist also unsere umgebende Landschaft der zeitlichen Strukturen. Je nachdem, wie nun die innere Uhr geschaltet ist, unterscheidet man zwei Chronotypen: die Lerchen, die frühmorgens voller Energie sprühen, und die Menschen, die mit der dunklen Luft munter werden – die Eulen. Unterschiedlich geschaltet sind dabei die Rhythmen von Schlafen und Wachen, von Körpertemperatur und Stoffwechsel. Viele, vor allem Eulen, leiden unter ständigem Schlafdefizit, weil die innere Uhr mit der äußeren nicht kompatibel ist. Eine Eintrittskarte in ein ausgeschlafenes Leben kann im Grunde aber bloß eine kollektiv veränderte Zeitkultur sein.

Zeitforscher sprechen vom drohenden Zeitinfarkt, wenn nur noch von außen vorgegebene Taktschläge das Leben strukturieren und man eigentlich nicht mehr damit zurechtkommt. Der Zeitinfarkt wiederum macht sich in psychosomatischen Krankheiten ebenso bemerkbar wie in Herz-Kreislauf-

Erkrankungen oder Atemwegserkrankungen. Womit wir bei der Parallele von Luft und Zeit sind: Beide Elemente werden uns erst recht bewusst, wenn sie knapp werden. Oder wenn sie in besonderer Qualität auffallen.

Der Verdichtung steht eine Zeitentgrenzung gegenüber: Zerfallserscheinungen (Verderb) und Alterungsprozesse versuchen wir zu verzögern. Konservierung, Verarbeitung und optimierte Lagerung sorgen für zeitungebundenen Lebensmittelkonsum; Anti-Aging-Effekte werden einzelnen Nährstoffen zugeschrieben, ausgelobt auf Cremen, Masken, ja ganzen Kosmetik-Paketen. Diverse Früchte mutieren im Boulevard gar zu Superfoods. Auch Phrasen spiegeln die Verdrängung: Nicht die Zeit vergeht, sondern wir vergehen in der Zeit. Eine Wahrnehmung, die nicht immer behagt. So sehr wir uns auch frei von zeitlicher Gebundenheit machen wollen, die Endlichkeit bleibt.

> *»Die meisten Menschen jagen so sehr dem Genuss nach, dass sie an ihm vorbeilaufen.«*
>
> *- Søren Kierkegaard*

Der Umgang mit Zeit spielt daher eine wichtige Rolle. Die Herausforderung ist stets der Ausgleich zwischen den eigenen zeitlichen Bedürfnissen und dem Korsett der Umwelt. Die alten Griechen unterschieden dabei zwischen zwei Zeitbegriffen: Chronos und Kairos. Chronos beschreibt die fremdbestimmte Zeit – die, die gleichförmig abläuft, die auf der Uhr abgelesen werden kann. Kairos steht für die selbst wahrgenommene Zeit, für ein ungleichmäßig empfundenes Tempo.

Gut und intensiv verbrachte Zeit zerrinnt oft zwischen den Fingern und dennoch nehmen wir sie retrospektiv dichter, voller und langsamer wahr. Es ist die Zeit, die sich nicht objektivieren lässt. Meist auch eine Zeit des Genusses. Kairos ist die Zeit der Natur, Chronos die Zeit der Maschinen und Ökonomie. Beide in Balance zu bringen definiert Zeitkultur und damit auch Lebenskunst.

5.1.2.3 Ein anderer Umgang mit Zeit

Es gibt also unterschiedliche Zeiten und nicht nur eine Zeit. Nicht umsonst spricht man davon, dass, meist irgendwo entfernt, die Uhren anders ticken. Mit einer anderen Zeitkultur geht auch meist eine andere Esskultur einher.

Die Eckpfeiler einer jeweiligen Zeitkultur bilden sogenannte Zeitinstitutionen. In der Soziologie sind damit die vielen gesellschaftlichen Regeln und Normen unterliegenden Ankerpunkte gemeint: Arbeitszeit, Mahlzeiten, Feierabend, Wochenende, Schlafzeiten. Sie sind historisch gewachsen und religiös, wirtschaftlich, klimatisch, politisch oder geographisch bestimmt. Weil sie immer wiederkehren, sind sie eng mit Ritualen und Gewohnheiten verbunden. Es handelt sich also um gesellschaftlich festgefahrene Denkmuster. Sie aufzulösen oder zu ändern, gleicht einem schwierigen Unterfangen.

Im Süden ist mitunter zu spüren, dass sowohl die Zeit- als auch die Esskultur auf dem Prinzip des »Seins« und nicht des »Habens« gründen. Wird Zeit als Gut verstanden, lässt sie sich verlieren, sparen, schenken, vertreiben, stehlen oder totschlagen. Man hat sie oder hat sie nicht. Geht es dagegen um das Tun und das Erleben, ist der Zugang ein völlig anderer. Versteht man Essen nur als Akt der Hungerbewältigung, wird man wenig Zeit (und Geld) investieren, um satt zu werden. Will man aber nicht nur physiologische Bedürfnisse stillen, sondern geht es auch um das Essen, den Geschmack, die Qualität, die Gesellschaft, den Austausch, dann bewegt man sich auf der Ebene des Seins. Dann sind Mahlzeiten kleine Feste des Alltags, zelebriert auch in vollkommener Einfachheit.

Schwierigkeiten mit der Zeit haben wir nicht, weil sie knapp ist oder wird. Schwierig ist es, weil wir nicht wissen, mit ihr richtig umzugehen. Das ist kein individuelles Phänomen, das ist gesellschaftlichen Rahmenbedingungen geschuldet. Daher bedarf ein neuer Umgang mit der Zeit eines Umdenkens vieler Menschen und auch politischer Veränderungen. Dennoch kann jeder für sich und seine Umgebung an einzelnen Stellschrauben drehen, um nicht gänzlich im von außen oktroyierten Takt zu tanzen, sondern seinem körpereigenen Rhythmus zu folgen und die Mechanismen der Wahrnehmung und des Denkens zu nützen. Der Physiker und Philosoph Stefan Klein beschreibt dafür in seinem Buch »Zeit – Der Stoff aus dem das Leben ist« sechs Schritte, die sich ergänzen und in beliebiger Reihenfolge testen lassen. Es geht um Stressreduktion, den eigenen Körperrhythmus, Muße, die bewusste Wahrnehmung der Gegenwart, den Fokus auf Aktivitäten und schließlich darum, sich nicht als Opfer äußerer Umstände zu sehen, sondern als Gestalter seiner Zeit. Was heißt das im Detail für den Alltag?

5.1.2.4 *Training in sechs Schritten*

Erster Schritt: Souveränität über die Zeit

Es liegt nicht an mangelnden Zeitressourcen, die das Gefühl von Stress vermitteln. Entscheidender ist, ob wir die Möglichkeit haben, unsere Zeit selbst zu kontrollieren. Je selbstbestimmter wir über unsere Zeit verfügen können, desto eher kommen wir mit den Anforderungen des Alltags zurecht. Umgekehrt stressen die Einordnung in fremde Taktungen und der Verlust an Kontrolle. Dabei umgeben uns etliche Manschetten an Zeitbeschränkungen: Öffnungszeiten von Supermärkten, Ämtern, Friseuren, Ärzten, Kindertagesstätten, Schulzeiten, Arbeitszeiten. Flexibilisierungen könnten enorm zu einer entspannteren Zeitkultur beitragen. Doch die Souveränität hängt nicht nur am gesellschaftlichen Faden. Jeder Einzelne kann und muss sich die Frage stellen, wie viel ihm die Freiheit wert ist, dem eigenen Rhythmus zu folgen. Vor die Wahl gestellt zwischen Geld und mehr freier Zeit, entscheiden sich viele über 35-Jährige für das Geld. Die Y-Generation beginnt dagegen umzudenken und nimmt geringere monetäre Einkünfte für mehr selbstbestimmte Zeit in Kauf. Eine geringere Stressbelastung erzielt jeder, der die Souveränität der eigenen Zeit als Wert verankert.

Zweiter Schritt: Im Einklang mit der Körperuhr leben

Ob Sie zu den Eulen oder zu den Lerchen zählen ist angeboren. Wer dagegen arbeitet, lebt im ständigen sozialen Jetlag. Das trifft in erster Linie die Eulen, also die Nachtmenschen, die erst spät am Morgen in die Gänge kommen. Denn unsere Gesellschaft ist auf Morgenmenschen getaktet – obwohl es sen so ihr Leistungshoch, weil die erste Schulstunde gefühlt mitten in der Nacht beginnt, und Spätaufsteher quälen sich mit 8-Uhr-Terminen. Menschen im sozialen Jetlag denken und arbeiten zur unpassenden Zeit nicht nur wesentlich langsamer, sie machen auch mehr Fehler, erkranken häufiger an chronischen Krankheiten und versuchen ihre Stimmung mit Nikotin, Alkohol oder Koffein zu heben.

Doch viele leben nicht gegen die innere Uhr, weil sie müssen, sondern weil sie nicht auf sich selbst hören können. Die Freiheit zu entscheiden, muss richtig genützt werden. Dazu braucht es Wissen. So könnten zum Beispiel schon zwanzig Minuten später aufstehen, dafür ohne Wecker, fulminant wirken. Sich genau anzusehen, wann welche Tätigkeiten leicht von der Hand gehen und sie dann entsprechend zu verlegen, mag ebenso Wunder bewirken. Auf den eigenen Biorhythmus zu hören schließt ein, mehr auf die Natur zu achten. In erster Linie bedeutet das, die innere Uhr ihrem Substrat auszusetzen: dem Sonnenlicht. So hebt ein Mittagessen im Freien die Stimmung und die Leistungsfähigkeit mehr als eines im Büro. Einfach deswegen, weil es der natürlichen Zeitsteuerung entspricht (und natürlich auch, weil es einen Tapetenwechsel bietet).

Dritter Schritt: Die Muße kultivieren

Wir tun uns nicht leicht mit leeren Zeiten. Das Volkskunde Museum in Wien kuratierte im Jahr 2000 dazu sogar eine Ausstellung: Nichts tun. Vom Flanieren, Pausieren, Blaumachen und Müßiggehen. »Das Schwierigste, was sich ein Zeitgenosse vornehmen kann, ist das Nichtstun.« heißt es heute im beschreibenden Text auf der Website. Schließlich ist es »keineswegs einfach, sich von der Moral der Arbeitsalltage frei zu machen«. Zwei Jahrhunderte blickte die Ausstellung zurück und zeigte die kleinen Freuden des Alltags auf, die Ruheoasen von damals und heute, die Entwicklung der Freizeitstile.

Mit der Technologisierung und Omnipräsenz der Medien fällt das Abschalten vielen zunehmend schwer. Als Ausgleich zur ständigen Erreichbarkeit und Betriebsamkeit brauchen wir Phasen, in denen wir einen Gang herunterschalten. Nur: Muße stellt sich nicht von selbst ein. Wir müssen sie gestalten. Dabei hilft ein Szenenwechsel, das Tempo zu drosseln. In unterschiedlichen Umgebungen nehmen wir die Zeit anders wahr. Nicht umsonst handelte die Ausstellung vom Nichtstun auch von Kaffeehäusern, Heurigen, Konzerten oder Promenaden. Wien galt und gilt immer noch als eine der Metropolen des Müßiggangs – ob zu Recht oder Unrecht sei dahingestellt. Möglichkeiten für das Pausieren finden sich überall. Arbeiten im Garten, Zeit in der Natur, Spiele, ein Film, Sport, ein Gespräch um des Gesprächs willen oder eine Tasse Tee: Beim Müßiggang handelt es sich in erster Linie um Aktivitäten, die wir aus Spaß an der Freude tun.

Vierter Schritt: Die Augenblicke erleben

Oft sind wir mit den Gedanken in der Vergangenheit, oft in der Zukunft – und kaum in der Gegenwart. Diese geistige Abwesenheit raubt uns Lebensintensität und Lebensfreude. Dabei lässt sich die Wahrnehmung auf das Jetzt sogar relativ einfach fokussieren: nämlich, indem man sich bildlich eine Karotte vor die Nase hängt, also der Aufmerksamkeit ein lohnendes Ziel in Aussicht stellt. Beim Essen kann es das Erschmecken der einzelnen Zutaten sein, die unterschiedlichen Konsistenzen, die Gewürze und Kräuter, das Spiel mit verschiedenen Speisekompositionen. Beim Beobachten der Natur können es die Veränderungen im Jahreszyklus sein, die sich im Kleinen tagtäglich zeigen. Im Zusammensein mit anderen Menschen, kann es die Frage sein: Wodurch kommen wir zu unserem Urteil über sie? Wie würde ich sie einem Fremden beschreiben? Und schließlich hängt es auch von der Kultur ab, wie leicht es gelingt, die Vergänglichkeit des Moments zu schätzen. So ist beispielsweise die Kirschblüte in Japan ein Hochfest, ein weißer Zauber nur für ein paar Tage. Gerade das Wissen um die Kürze steigert die Aufmerksamkeit. Das hatte der römische Philosoph Seneca (4 v. Chr. - 65 n. Chr.) in seinem Werk »De brevitate vitae« so zusammengefasst: Das Leben ist nicht zu kurz, man muss es nur zu leben wissen.

Fünfter Schritt: Konzentration lernen

Telefonieren, Emails lesen und Mittagessen zur gleichen Zeit: Mit Multitasking wollen viele effizient durch den Alltag segeln. Aber es ist eine Mär, dass wir mehrere Dinge erfolgreich gleichzeitig machen können. Unser Gehirn ist dafür schlicht nicht geschaffen. Wenden wir uns der einen Tätigkeit zu, müssen wir unweigerlich die andere unterbrechen. Selbst, wenn es nur für Sekunden der Fall ist. Dabei gewinnen wir nichts dazu, sondern verlieren Informationen aus dem Arbeitsgedächtnis, die Konzentration ist dahin und statt in Summe schneller zu sein, flacht die Leistung ab. Dieses Hin und Her-Zappen, wie es manche vom Fernsehen kennen, vernebelt die Aufmerksamkeit. Damit entgehen uns Tiefe und eine Verfeinerung der Sinne.

Oft sind es aber gar keine äußeren Störfaktoren, die die

Konzentration mindern. Bereits erste Anzeichen von Stress lassen uns schwer bei der Sache bleiben. Da hilft nur, den Ursachen der Anspannungen auf den Grund zu gehen und/oder die Stressreaktionen rechtzeitig abzubauen: durch Sport oder Entspannung.

Sechster Schritt: Seinen Vorlieben folgen

Stress, sich nicht konzentrieren können und mangelnde Motivation rauben uns einen Moment nach dem anderen und lassen die Zeit zwischen den Fingern zerrinnen. Wesentlich zu wissen ist dabei, dass es nicht von unseren Zeitressourcen abhängt, wie gestresst wir uns fühlen, sondern vom Ausmaß der Kontrolle über unsere Lebensgestaltung. In der multioptionalen Konsumgesellschaft heißt es daher, eine grundlegende Entscheidung zu treffen und die immer wieder und immer wieder: Nämlich bewusst auszuwählen, was man will. Denn unsere Aufmerksamkeit und Wahrnehmung folgen der Motivation.

Wer sich bei Zeitmangel schwer entscheiden kann, dem legt Klein übrigens zwei Fragen ans Herz: Muss A jetzt sein? – Dabei kann A alles Mögliche sein, ein Vergnügen, ein Essen, Sport, ein Arbeitstreffen, ein Arzttermin, ein Kind, das spielen will ... Und die zweite Frage: Wären Sie bereit, die Folgen des Aufschiebens hinzunehmen? Falls ja, können Sie A ein andermal machen. Falls nein, erkennen Sie, dass Sie lieber den Zeitdruck aushalten als Ärger in Kauf zu nehmen. Es ist meistens die Angst vor den Konsequenzen, Aufgaben nicht rechtzeitig zu erfüllen, und nicht die Zeitnot, die uns stresst.

5.1.3 Achtsamkeit und Finetuning der Sinne

5.1.3.1 Achtsamkeit und die kleinen Alltagsfreuden

Genießen hat vor allem damit zu tun, im Moment zu leben. Jetzt. Nicht vor drei Minuten und nicht morgen. Nur jetzt. Das ist nicht leicht. Und es stimmt natürlich auch nicht ganz. Denn genussvoll sind auch die Erinnerungen, die uns von vielen Eindrücken bleiben, genauso wie die Vorfreude auf etwas. Doch sowohl für das Davor als auch das Danach müssen wir grundsätzlich in der Lage sein, den Moment absolut auskosten zu können und auf Details achten. Wie sehr uns solche »Glimpses of Eternity« herunterholen, lehren Meditationsmeister und »Yogis«, erfährt man beim Klettern genauso wie beim Tanzen oder beim Lesen eines Romans. Die Gedanken schweifen nicht ab, man ist vollkommen bei sich, klar und konzentriert, im Flow – wie das der Glücksforscher Mihály Csíkszentmihályi beschreibt. Dieser Flow-Zustand entsteht, wenn wir wieder in eine Welt eintauchen, die aus Kindheitstagen bekannt ist, vertieft sind in eine Tätigkeit, aufmerksam in uns ruhen – fast zeitlos werden. Diese Sinneswelt zu erobern, lohnt sich für fünf Minuten genauso wie für einen halben Tag.

Wer also in die Welt des Genießens eintreten mag, kommt nicht darum herum, die Gegenwart auszukosten und die Kleinigkeiten des Alltags zu schätzen. Sie bewusst zu erleben und abzuspeichern, bildet erst den Grundstein dafür, eine gewisse Genussfähigkeit aufzubauen. Wenn sehr lange wenig passiert, bleibt uns nichts anderes übrig, als die Sinne auf Finetuning zu schalten und weniger aufdringliche Qualitäten zu erkennen.

Im viereinhalbstündigen Dokumentarfilm von Jonas Mekas

aus dem Jahr 2000 wird diese Sichtweise spürbar. *»As I was moving ahead occasionally I saw brief glimpses of beauty«* zeigt knapp 30 Jahre Alltag: Mekas führt darin »[...]durch eine sehr private Welt, der alles »Außerordentliche« fehlt und (paradoxerweise) dadurch nur das Wesentliche bleibt. Nichts geschieht in diesem Film, steht auf einem Insert, immer wieder, zu lesen - und später heißt es, sehr zu Recht: »This is a political film.« Die Gelassenheit, die diesen Film prägt, und die unermessliche Schönheit, die in der Flüchtigkeit seiner Bilder und Töne liegt, lassen an das frühe Kino, an die Brüder Lumière und die ersten kurzen Filme Griffiths denken: Mekas zeigt herumtollende Babies, Picknicks in der Sommersonne des New Yorker Central Park, den Tanz des Schnees in den Straßen Manhattans, den Wind in den Blättern der Bäume. Sein Film, als geschriebene, besprochene, gefilmte Erinnerung, ist eine lyrische Evokation des Glücks und der Melancholie des Augenblicks, der verstreichenden, ungreifbaren Zeit: eine riskante Investition von Gefühlen«, schrieb der österreichische Filmkritiker Stefan Grissemann damals dazu.

> *»Man muss die Musik des Lebens hören. Die meisten hören nur die Dissonanzen.«*
>
> *- Theodor Fontane, dt. Schriftsteller*

Es sind die lustvollen Details des Alltags, die über die eigene Tagesbilanz entscheiden: Was ist geglückt? Was hat Freude gemacht? Was hat einem ein Lächeln ins Gesicht gezaubert? Und wie schwer wiegen dagegen die alltäglichen Ärgernisse? Für eine positive Bilanz sind also mehr und intensivere Alltagsfreuden als Alltagsärgernisse wahrzunehmen. Essen und

Trinken müssen nicht, können aber als tagtägliche Routinehandlungen einen wesentlichen Teil zur positiven Bilanz beitragen. Und die meisten Menschen sind durchaus empfänglich dafür, die Aufmerksamkeit zu schulen und entwickeln eine hohe Sensibilität für die alltäglichen Details. Dafür braucht es im Grunde auch nur ein offenes Durch-die-Welt-gehen!

Die Forschungsgruppe rund um die Psychologen Roland Bergler und Tanja Hoff ist der Frage nach den kleinen Alltagsfreuden in einer Reihe von Untersuchungen nachgegangen. Welche spontanen Erlebnisse Wohlbefinden und Zufriedenheit ausgelöst oder gar das Tor zur Welt des Genießens aufgestoßen haben, machen ein paar verkürzte Aussagen der Studienteilnehmer deutlich:

- Der Anruf von Freunden, von denen man lange nichts gehört hat
- Das kleine unerwartete Geschenk
- Das Gespräch mit Nachbarn über den Gartenzaun
- Ein Erfolgserlebnis im Beruf, im Gespräch, im Sport
- Das Singen der Vögel
- Der Sonnenaufgang am Berg
- Das Erleben fröhlicher und freundlicher Menschen
- Kinder, die ihre Erlebnisse erzählen
- Der Appetit auf Essen und Trinken
- Der erste Spargel mit heißer Butter
- Frische Kirschen vom Baum
- Die kleine Kaffee- und Zigarettenpause in der Arbeit

Zusammengefasst handelt es sich um drei unterschiedliche

Kategorien von Alltagsfreuden:

1. den spontanen, sympathischen Kontakten und Gesprächen
2. Unerwartete, nicht selbstverständliche Anerkennung der eigenen Leistung oder eine Befreiung von Verpflichtungen
3. Lustvolle Aktivitäten und Erlebnisse, wie Naturwahrnehmungen, Essen, Trinken, …

Ein Detail der Untersuchung ist dabei besonders interessant: Werden die drei Genusstypen in ihrer Erlebnistiefe und Genussfähigkeit von Alltagsfreuden verglichen, so zeigt sich, dass sich darin die Genießer deutlich von den Genusszweiflern und -unfähigen unterscheiden. Genießer nehmen ihre Umwelt weitaus sensibler wahr und richten ihr Augenmerk deutlich mehr auf Kleinigkeiten und Selbstverständlichkeiten. Sie sind damit offener und aufgeschlossener für Erlebnisse, zudem wird ihnen eine höhere Empathiefähigkeit zugesprochen. »Schon die kleinen Alltagsfreuden sind für den Genießer Stimulanzien für ein positives Lebensgefühl, für Zufriedenheit und damit für die persönliche Lebensqualität«, schreiben Bergler und Hoff. Solche Erlebnisse und Erfahrungen bilden demnach grundlegende Genusselemente und drehen die tägliche Lustbilanz leichter ins Positive.

Kinder haben meist eine sensiblere Wahrnehmung und kosten Augenblicke von alleine intensiver aus. Sie brauchen nur die Zeit dafür, einen genussvollen Lebenszugang entwickeln zu dürfen.

Konzentration macht satter

Achtsamkeit lohnt sich auch noch aus einem anderen Grund. Durch den Gesellschaftswandel werden Mahlzeiten immer mehr zum Nebenevent. Noch schnell ein paar E-Mails beantworten und daneben die Jause verdrücken? Oder das Abendessen vor dem Fernsehapparat einnehmen? Das passiert schnell. Abgesehen von der Esskultur, die dabei verloren geht, scheint sich dieses Phänomen auch auf die tägliche Kalorienzufuhr zu schlagen. Denn Wahrnehmung und Aufmerksamkeit gehören zu jenen psychischen Faktoren, die Appetit und Sättigung maßgeblich beeinflussen. Wer bewusst mit allen Sinnen isst, freut sich nicht nur über den Genuss, sondern zügelt zugleich die Portionsgröße. Das zeigte eine kleine Studie von Rose E. Oldham-Cooper und Kollegen am Department für Experimentelle Psychologie an der Universität in Bristol, UK. Ihre Ergebnisse bestätigen die Resultate früherer Untersuchungen zur Energieaufnahme von abgelenkten Essern.

Die Forscher luden 44 Versuchsteilnehmer zum Mittagessen ein. Diese wurden nicht über die eigentliche Studie informiert. Sie nahmen an, dass lediglich ihr Erinnerungsvermögen nach dem Essen auf dem Prüfstand stehen würde. 22 davon wurden angehalten, sich während des Essens dem Computerspiel »Solitaire« zu widmen, die gleich große andere Gruppe konnte sich voll und ganz dem bereitgestellten Menü hingeben. Gleich nach dem Essen schätzten alle Versuchsteilnehmer auf Skalen ihr Hunger- und Sättigungsgefühl und ihre Stimmung ein. Zudem sollten sie sich an die genauen Zutaten des Menüs erinnern. Um den eigentlichen Versuchsgrund zu verschleiern, erhielten sie eine Wortliste, die sie sich innerhalb von einer Minute einprägen und danach wiedergeben sollten.

In Testphase 2 nahmen die Teilnehmer 50 Minuten nach dem Mittagessen an einem vorgeblichen Sensorik-Test teil, bei dem sie Kekse verkosten sollten. Der eigentliche Grund für diesen Test war jedoch ein anderer: Die Forscher hielten fest, welche Versuchsteilnehmer nun mehr Kekse aßen.

Das Ergebnis der Studie: Die Solitaire-Spieler fühlten sich nach dem Essen deutlich weniger satt und verlangten im Sensorik-Labor doppelt so viele Kekse wie die Vergleichsgruppe. Zudem erinnerten sie sich bedeutend weniger oft an die Menü-Zutaten.

Die Forscher stellten zwei Thesen auf, warum die Computerspieler sich nach dem Essen deutlich weniger satt fühlten. Erste Mutmaßung: Weil sie durchs Solitaire-Spielen abgelenkt waren, konnten die Teilnehmer die Sättigungssignale, die der gefüllte Magen an das Gehirn sendete, nur schwach wahrnehmen.

Die zweite These: Das PC-Spiel könnte nicht die Informationsvermittlung zwischen Magen und Gehirn an sich stören, sondern die Interpretation der Signale. Die Teilnehmer ordneten demnach die angenehmen Empfindungen nicht dem eben stattgefundenen Essen zu. Auch Demenzpatienten fühlen sich mitunter nach großen Portionen hungrig, weil sie sich nicht an die Mahlzeit erinnern können.

Wer neben dem Essen abgelenkt ist, fühlt sich bald darauf wieder hungrig und isst bei der nächsten Mahlzeit mehr. Das liegt daran, dass entweder die Sättigungssignale kaum registriert oder falsch interpretiert werden. Sich für das Essen Zeit zu nehmen und sich darauf zu konzentrieren erhöht den Genussfaktor, hilft aber auch dem Gehirn, die Mahlzeit zu verdauen.

Man kann sich auch die andere Seite ansehen: Was passiert, wenn man sich bewusst auf das Essen konzentriert? Das hat die Forschergruppe rund um den Gesundheitspsychologen Eric Robinson an der Universität Liverpool untersucht. 48 übergewichtige oder adipöse Frauen wurden zum Essen einer fixen Portion zu Mittag und für Snacks am Nachmittag nach Lust und Laune eingeladen. Die eine Gruppe hörte beim Mittagessen ein Hörbuch, die andere wurde ermuntert, sich auf das Essen zu konzentrieren. Am Nachmittag wurden die Erinnerungen ans Mittagessen getestet. In der Aufmerksamkeits-Gruppe waren sie deutlich stärker. Die Frauen dieser Gruppe aßen zudem nachmittags rund 30 % weniger von den kalorienhaltigen Snacks und damit deutlich weniger als die Frauen in der Hörbuch-Gruppe. Aufmerksam zu essen schlägt demnach mehrere Fliegen mit einer Klappe: Es erhöht das Genusserlebnis, steigert die Erinnerung daran und vermindert den Appetit bei späteren Ess-Gelegenheiten.

Training im Alltag

Momente sammeln!

Eine bewusste Wahrnehmung des Augenblicks ist für Genussfähigkeit unabdinglich. Sich auf den Moment zu konzentrieren hebt die Stimmung, gibt die Möglichkeit, sich selbst positive Emotionen zu fördern, Ressourcen für das eigene Wohlgefühl zu finden, seine Sinne zu schärfen und macht offener für neue Eindrücke.

Training: Spazieren Sie für mindestens zehn Minuten im Freien oder durch Ihre Wohnung oder Ihr Haus. Sammeln Sie dabei bewusst Ihnen angenehme Eindrücke und notieren Sie sie.

Oder: Setzen Sie sich bequem hin und verweilen Sie in Ruhe. Achten Sie nur auf Ihren Atem und spüren Sie in sich hinein.

Oder: Gehen Sie barfuß, ganz langsam, zwei Schritte sind ungefähr einmal Ein- und Ausatmen. Spüren Sie, wie der Fuß abrollt und erneut aufsetzt …

- Was ist Ihnen beim Sammeln der Augenblicke aufgefallen?
- Welche Eindrücke haben Sie vor allem genossen?
- Welche Sinne waren besonders aktiv?
- Welche Gefühle haben Sie wahrgenommen?

Im Alltag: Versuchen Sie jeden Tag ein paar angenehme Momente zu sammeln und reflektieren Sie sie nochmals am

Abend einige Stunden vor dem Schlafengehen. Sie haben bis dahin noch keine bemerkt? Dann nützen Sie die Zeit und nehmen ein paar Augenblicke ganz bewusst wahr.

Mementos sammeln!

Mementos können Erinnerungen oder auch tatsächlich Erinnerungsstücke sein. Wertvolle Momente prägen sich als wertvolle Mementos ein. Sie bescheren Nachfreude und sie sind wesentlich zum Aufbau des persönlichen Genusswissens: Erst mit den gesammelten Erfahrungen können wir Vergleiche anstellen, wissen, was für einen persönlich gut und was besser ist. Eine (kulinarische) Genuss-Bibliothek im Kopf gibt Orientierung und steigert die Distinktion.

Training: Versuchen Sie, Ihre Erinnerungen an Genussmomente plastisch zu halten: Woran erinnern Sie sich genau? Was machte den Moment zu einem Genuss-Moment? Welche Farben haben Sie wahrgenommen? Welches Licht? Welche Düfte? Welche Geräusche, welche Klänge, welche Stimmen? Welche Temperaturen? Können Sie noch einen Geschmack beschreiben? Was passiert, wenn Sie sich im Detail erinnern?

Im Alltag: Bereisen Sie immer wieder Ihre Genusserlebnisse in Gedanken und halten Sie sie lebendig. Reflektieren Sie.

5.1.3.2 Finetuning der Sinne

Um positive Emotionen zu wecken und diese zu halten, braucht es die Wiederentdeckung der Sinne. Schließlich steht das sinnliche Erfahren im Mittelpunkt genussvollen Verhaltens. Doch auf wie viele Sinne ist eigentlich zu achten? Seit der Antike besteht die Vorstellung, dass der Mensch mit fünf Sinnen ausgestattet sei. Im 17. Jahrhundert kam die Idee auf, das sexuelle Empfinden als sechsten Sinn zu benennen. Zu Ende des 18. Jahrhunderts vertrat man die Auffassung, Transzendentes, eine außersinnliche Wahrnehmung der Geisterwelt als sechsten Sinn zu bezeichnen. Heute reihen manche den »Geist«, also das Denken, als sechsten Sinn dazu. Wie viele Sinne unsere Wahrnehmung tatsächlich ausmachen, hängt vor allem von der Definition »Sinn« ab. Auf den ersten Blick erkennen wir als Sinnesorgane: Auge, Nase, Ohr, Zunge, Haut. Also genau die üblichen fünf Verdächtigen. Sieht man sich die Sache genauer an, zeigt sich, dass die Sinnesorgane mehrgleisig unterwegs sind. So ist das Ohr nicht nur für das Hören zuständig, sondern auch für den Gleichgewichtssinn. Die Zunge schmeckt nicht nur süß, sauer, salzig, bitter und umami, sie erkennt auch Wärme, Kälte, Schmerz und Konsistenz. Die Nase riecht Duftstoffe, zudem nimmt sie Reizstoffe wie Säure oder Rauch wahr, die das sogenannte nasal-trigeminale Sinnessystem ansprechen. Nur bei der Zahl fünf für unsere Sinne zu bleiben, scheint also nicht frei von Widersprüchen zu sein. Aus naturwissenschaftlicher Sicht gilt das Konzept als überholt. Je nach Einteilung der Sinne in Reizarten oder aktivierten Bereichen in der Gehirnrinde oder in Sinnessysteme, die nach außen, nach innen und unbewusst sind, steigt die Zahl der Sinne bis auf 36. Die Zahl fünf darf daher heute durchaus als Metapher für unsere gesamte Sinnesleistung angesehen werden.

Primus inter pares? (lat. Erster unter Gleichen)

Lange Zeit hat sich neben den fünf Sinnen auch deren Hierarchisierung gehalten, vor allem die Reihung nach Aristoteles. Demnach galt der Sehsinn als »höchster« und »edelster« Sinn, weil er objektive Informationen liefere und die Kulturtechnik des Lesens ermöglicht. Die Nahsinne *schmecken und fühlen* wurden dagegen auf die letzten Plätze verwiesen. Sie vermitteln stark subjektive Eindrücke, sind mit Gefühlen besetzt und müssen mit den Elementen in Kontakt kommen, um Information zu liefern. Die Hierarchisierung der Sinne ist aus heutiger Sicht willkürlich. Das Rationale wird dabei weitaus überschätzt, die körperlich-emotionalen und unbewussten Einflüsse kommen dagegen zu kurz. Daher spricht man heute von einem dichten Netzwerk von Sinnessystemen. Dadurch wird auch deutlich, dass sich die Sinnesreize gegenseitig beeinflussen, wie zum Beispiel Akustik und Geschmack oder Geruch und Geschmack. Tatsächlich tut man sich oft schwer, zwischen den letzten beiden zu unterscheiden.

»Eine Sinneswahrnehmung ist nichts anderes als die Aufnahme, Interpretation, Auswahl und Organisation von sensorischen Informationen zum Zwecke der Anpassung und Verhaltensänderung des Wahrnehmenden an die Umwelt.« *(Dürrschmid, 2008)*. Was passiert also bei der Verarbeitung von Sinneseindrücken? Das Gehirn strukturiert sich neu – verknüpft längst Erfahrenes mit aktuellen Wahrnehmungen, äußeren Reizen und Bewertungen. Obwohl die Sinne sich gegenseitig beeinflussen, versucht man sich beim Genusstraining vorerst auf einzelne Sinnesreize zu konzentrieren – und bleibt dabei bei den klassischen: Sehen, Riechen, Hören, Schmecken, Tasten.

5.1.3.2.1 Sehen

Der Sehsinn gilt zwar nicht mehr als der »höchste und edelste« Sinn, aber nach wie vor als der mächtigste Sinn: Denn 70 bis 80 % unserer Wahrnehmung beeinflusst das Sehen. Farben, Flächen, Räume, Formen und Oberflächenstrukturen sehen wir ebenso wie Bewegungen. Wie sehr Farben auf die Seele und den Körper wirken, wird in der Psychologie erforscht. Ein Thema, das alle betrifft: Schließlich kann sich kein Sehender der Wirkung der Farben entziehen. Die Zuordnung der Eigenschaften und Empfindungen dürfte einem kollektiven Muster folgen und bei Menschen unterschiedlicher Ethnien ähnliche Impulse auslösen. Nach Goethes Farbenlehre soll Gelb beispielsweise eine heitere und warme Stimmung erzeugen. Im Farbenbuch von Welsch und Liebmann wird Orange Aktivität, Energie, Geselligkeit und Braun Gemütlichkeit, Bodenständigkeit, Sicherheit und Sinnlichkeit zugeschrieben.

Doch deswegen sind wir nicht in der Lage, Farben als solche wahrzunehmen. Wir sehen bunt, damit wir Gegenstände, die sich durch ihre Struktur nur wenig voneinander unterscheiden, besser auseinander halten können. Rund 150-200 Spektralfarben in zirka 26 Intensitätsstufen und 500 Helligkeitsstufen können wir dafür unterscheiden.

Essen nach Farben

Beim Essen nützen wir die optischen Eindrücke, um auf die anderen Charaktereigenschaften der Speise zu schließen. Dabei nimmt die Farbe einen zentralen Stellenwert ein. Sie gibt uns Hinweise auf den Reifegrad, das Aroma, den Geschmack, den Verderbnisgrad, den Garzustand ... So ist ein roher Thunfisch violett, ein gegarter beige, eine reife Tomate rot, eine unreife grün – außer es handelt sich um die Sorte Green Zebra. Gerade weil Farben Assoziationen wecken, spielen sie auch bei der Speisenauswahl eine große Rolle. Sehen wir etwas in rosa, lautet unsere automatische Assoziation: süß, zart, weich. Rot, Orange und Gelb stehen für Frische und Qualität, weswegen sie auch den Appetit fördern. Blau und Grün wirken eher appetitmindernd, weil wir sie unter anderem mit verschimmelter und verdorbener Nahrung assoziieren.

Wie sehr wir auf die Farben reagieren, belegt ein in »Fast Food Nation« beschriebenes extremes Experiment aus den frühen 1970er-Jahren: Testesser bekamen Speisen, die zunächst völlig normal aussahen – gelbe Pommes frites, rötlich-braunes Steak. In dem Raum war die Beleuchtung aber so konstruiert, dass die wahrgenommene Farbe der Speisen wahlweise verändert werden konnte. Während des Essens wurden die Lichteffekte abgedreht, die Pommes Frites erschienen sodann grün, das Steak blau. Bei dem Anblick verloren viele der Probanden den Appetit und manche wurden sogar krank.

Welche Assoziationen wir mit den einzelnen Farben haben, beeinflusst also unser Geschmacksempfinden massiv. Das belegt auch der sogenannte Gummibärchentest: Selbst wenn geschmacklich gar keine Unterschiede vorlagen, wurden die roten mit Himbeere und die weißen mit Ananas in Verbindung gebracht. Solche intuitiven Verknüpfungen werden auch als »Visuelles Flavour« bezeichnet.

Wir lassen uns auch ganz schön hinter das Licht führen. In einem weiteren Versuch erkannten 80 % das Aroma eines Orangengetränks, wenn es die übliche Farbe hatte. War das Getränk farblos oder anders eingefärbt, konnten nur noch 30 % das richtige Aroma zuordnen. Und mit der Farbintensität steigt auch die Geschmackswahrnehmung: Wird ein Saft beispielsweise kräftig rot eingefärbt, erhält er höhere Werte auf der Skale für Süße und das Aroma von reifen Früchten. Kein Wunder, dass auch die Umgebung auf uns wirkt: Es macht einen Unterschied, ob ein Raum in kaltem grünlich-blauem Licht erstarrt oder die Wände in warmen Farben gedeckt sind. Wie sich die Lichtsituation am Esstisch auf den Appetit auswirkt, ist von Mensch zu Mensch verschieden. Grünlichblaue Nuancen lassen eher den Appetit vergehen, grelles Licht stresst manche und führt bei manchen zu hastigem Essen, während andere bei gedämpftem Licht noch ein Dessert bestellen.

Last but not least: Größe und Form des Geschirrs beeinflussen ebenso unsere Wahrnehmung. Eine Portion auf unterschiedlichen Tellern mag einmal groß und einmal mickrig wirken – je nachdem. Und natürlich beeinflusst das gesamte Arrangement der Speisen. Das Auge isst eben mit! Wie sehr wir auf den Sehsinn fokussiert sind und was sich ändert, wenn wir ihn kurzfristig »ausschalten«, lässt sich beim »Essen im Dunkeln« erfahren. Ein Rückblick auf meine Wahrnehmung:

Ich glaub' mein Teller ist leer
(*erster Abdruck in *ernährung heute* 2/2011):

Schau, was du schmeckst, wenn du nichts siehst! Schau, was du hörst und schau, was du fühlst … Wer sich satt gesehen hat, bleibt auch im Dunkeln nicht hungrig.Wie sich die Aufmerksamkeit dreht und sich das Essverhalten wandelt, wenn nur noch vier Sinne übrig bleiben. Ein Exkurs zur Schärfung der Sinne und persönlicher Erfahrungsbericht.

Ein Blick in die Karte – es gilt noch schnell in der Lobby zu entscheiden, ob es das vegetarische Menü oder doch der Fisch oder das Fleisch sein soll. Fisch? Das wäre unter diesen Umständen irgendwie mutig. Aber ja, warum nicht? Zwei Gläser Grünen Veltliner dazu und eine Flasche Mineralwasser. Die Tasche samt Handy, Feuerzeug und Uhr geben wir in den Spind. Schließlich soll es keine Lichtquelle geben und auch nichts abhanden kommen. Dann stellt sich Harald vor, einer der sehbehinderten Kellner. Er bringt uns ins Restaurant. Im Polonaise-Stil steigen wir die Treppe hinunter. Ich befürchte, dass mir schwindelig wird, dass sich mit dem Licht auch das Gleichgewicht verabschiedet. Es ist dunkel, wie es dunkel nur sein kann. Wir landen bei unserem Tisch. Es ist anstrengend zu schauen und dabei nichts zu sehen. Die Ohren sind gespitzt, wir versuchen, das Setting am Tisch zu ertasten. Links ist eine Wand, gut, da kommen die Gläser hin. Der Wein ist freundlicherweise eingeschenkt, das Mineralwasser findet auch ins Glas. Die Einstiegsübung ist gar nicht so leicht. Das Besteck lässt sich eingerollt in einer Stoffserviette entdecken, die sich als Latz entpuppt. Wer weiß, was kommt. Wir binden die Serviette um. Es sieht uns ja auch keiner. Ohne einen Blick darauf werfen zu können, braucht der erste Eindruck von der unmittelbaren Umgebung etwas Zeit. Welches Tischtuch ist das? Es sind zwei, schräg übereinander gelegt, und eher von der rustikalen Sorte, grob gewebtes Leinen. Die Wand? Komisch, die fühlt sich haarig an. Wie weit sitzen wir eigentlich auseinander? Und wo werden wohl die anderen Gäste sein? Zu hören vermögen wir sie kaum. Irgendwo, vielleicht fünf Meter hinter meinem Rücken, könnte die nächste Gruppe sitzen, die sich offensichtlich auch noch nicht zurechtgefunden hat. Ein Glas ist bei denen bereits zu Boden gefallen. Na dann Prost! Und ja, wir schaffen es auf Anhieb, mit den Gläsern anzustoßen.

»Die Dame zu meiner Rechten, bitte reichen Sie mir Ihre Hand.« Harald serviert die Suppe und gibt den Teller in die Hand. Wie sonst sollte der Teller seinen optimalen Platz finden? Leichter als gedacht ist es, den Mund zu treffen. Und auch die Suppe erkennen wir sofort: Tomatencremesuppe mit einer Orangenscheibe drin. Ich stoße auf ein Nockerl, kein Grießnockerl, eher Mousse, aber welches? Irgendwie schmeckt es nach Fisch – ja, das macht Sinn. Der Suppenteller ist leer. Oder doch nicht? Mehrmals fahre ich mit dem Suppenlöffel noch in den Teller, um auch wirklich sicherzugehen, nichts ausgelassen zu haben.
Von der Beschallung her versucht uns das Lokal in die Karibik zu »beamen«: Meeresrauschen, Motorboote, kari-

bische Musik und Verkehrslärm sind zu hören. Diese Untermalung macht es etwas skurril. Die Umgebungsgeräusche, so wird schnell klar, nimmt man ohnehin auch in der sichtbaren Welt recht stark wahr. Was viel mehr auffällt: Wir sind komplett bei uns, jeder bei sich und voll im Gespräch. Keine Abschweifungen, nichts stört das Blickfeld und lenkt Gedanken ab. Es geht um den kleinen gemeinsamen Raum und um das, was uns beschäftigt. Gut, dass wir einander genug zu sagen haben – allein schon rund um das Essen und das Erkunden der »neuen« Welt. Der zweite Gang wird serviert. Das Prozedere kennen wir mittlerweile. Doch anders als bei der Suppe, bei der man den Suppenlöffel kaum überladen kann, ist bei Festem jeder Bissen auch in seiner Größe eine Überraschung. Von der Komposition ganz zu schweigen. Aus welchen Komponenten besteht das Gericht und wie sind sie angeordnet? Forelle mit Oberskren und Gemüse (Karotten?) passt gut. Schade nur, dass der Oberskren lange auf seine Entdeckung wartete und sich so kaum mehr mit der Forelle verbinden ließ.

Der Mikrokosmos wird vertraut, spielend leicht fällt es nun, das Wasser nachzuschenken. Langsam gewöhnen sich die Augen an den Standby-Modus. Um sie wirklich länger zu schließen, ist man viel zu wach. Schließlich laufen alle anderen Sinne auf Hochtouren. Auch Mimik und Gestik schalten sich nicht ab. Auch dann nicht, wenn sie erklärenden Charakter haben, was im Dunklen so ganz und gar keinen Sinn macht. Den dritten Gang tasten wir zuerst mit den Fingern ab. Schließlich möchten wir wissen, wo etwas und vielleicht sogar was platziert ist. Ich habe Lachs auf Risotto mit Fenchelgemüse, meldete nicht die Haptik, aber die Zunge später ans Gehirn. Obwohl ich immer noch überraschend große oder kleine Bissen zum Mund führe, bleibt die Ungewissheit darüber, was der letzte Eindruck von dem Gericht sein wird, das Spannendste. Dass ich mit Messer und Gabel prüfen muss, wie viel noch insgesamt und von den einzelnen Komponenten da ist, hatte ich vorab nicht im Kopf.

Harald bringt uns das Dessert und erzählt von den Betriebsunfällen in einem Dunkel-Restaurant: ein paar Cuts und gebrochene Nasen, weil nicht nur Wände, sondern auch Kollegen unvermutet im Weg stehen. Als er uns in die Bar ins Halbdunkle bringt, halten wir die Hände vor die Augen. Sich der optischen Außenwelt wieder zu öffnen, gleicht einem Reiz-Tsunami. Das Licht sticht. Wir geben unsere Einschätzung über die Gerichte ab und liegen mit Ausnahme von den Roten Rüben als Beilage, die wir nicht erkannt hatten, recht gut. Es löst sich auch das Rätsel über die Darbietung der Speisen – die Karte gibt es im Nachhinein als Fotobuch. Groß waren die Portionen nicht, dennoch waren wir mehr als satt.

Satt sehen – satt fühlen

Essen, ohne etwas zu sehen, ist ein Erlebnis, schärft die verbleibenden vier Sinne und führt einem sozusagen vor Augen, wie viel Information wir visuell aufnehmen. Nur mit unseren internen Signalen können wir den eigenen Konsum deutlich schlechter einordnen. Das trifft nicht nur auf die komplette Dunkelheit zu, auch beim Essen bei gedimmtem Licht, während des Fernsehens oder einfach nebenher kann es leicht passieren, dass man die Menge sprichwörtlich »aus dem Auge verliert«. Wie satt wir uns fühlen, hängt kaum mit der aktuellen Nahrungsmenge im Magen zusammen. Das zeigt sich auch daran, dass wir von größeren Portionen zwar mehr essen, uns deswegen aber nicht unbedingt deutlich voller fühlen als bei regulären Portionen. Umgekehrt bedeutet es, dass kleinere Mengen ebenso sättigen können. Vor allem dann, wenn das Bewusstsein auf »Qualität statt Quantität« gepolt ist und das Auge bewusst mitisst.

Training im Alltag:

Als eindrucksstärkster Sinn nehmen wir über die Optik bereits Unmengen von Informationen auf. Wir können so Konsistenz und Geschmack antizipieren. Wir können aber auch die visuellen Reize bewusst steuern. Welchen Farben setzen wir uns aus?

Training: Nützen Sie jede Mahlzeit als kleine Trainingseinheit. Setzen Sie sich hin und sehen Sie das Essen einfach nur für drei Atemzüge an. Achten Sie auf die Formen, die Farben, die Komposition.

- Wie würden Sie das Gericht malen oder fotografisch in Szene setzen? Entwickeln Sie einen künstlerischen Blick!

Nehmen Sie sich alltägliche Gegenstände – Tassen, Teller, Vasen, Bücher, ... und achten Sie vor allem auf die Farbe.

- Was fällt Ihnen zu der Farbe ein? Ein Duft? Eine Erinnerung? Ein Erlebnis?
- Was macht die Farbe mit Ihnen? Wie wirkt Sie?
- Welche Struktur hat die Oberfläche und wie steht sie mit der Farbe in Zusammenhang?
- Wie verläuft die Farbe?

Nehmen Sie eine Zitrone zur Hand. Zitronen sehen auf den ersten Blick alle gleich aus.

Schauen Sie sie genau an und überlegen Sie, wie Sie sie beschreiben würden, sodass Sie ein Freund unter zehn anderen Zitronen sofort erkennen würde.

Welche optischen Eigenschaften und Merkmale macht diese Zitrone zum Unikat?

Im Alltag: Schenken Sie den Details, den Farben und ihren Abstufungen sowie den Formen mehr Beachtung. Es sind die Feinheiten, die Tiefe und Genuss ermöglichen.

5.1.3.2.2 *Riechen*

Der Geruchssinn ist ein archaischer Sinn. Seit je erfüllt er vor allem drei Funktionen: er dient der Sicherheit, dem sozialen Gefüge und der Nahrungsauswahl. Mit der Nase lässt sich erkennen, ob die Umgebung als sicher oder unsicher, als angenehm oder gefährlich einzuschätzen ist. Die soziale Funktion spiegelt sich in der Redensart wider »Jemanden riechen können« – ist jemand sympathisch, als Freund oder Feind einzustufen? Und bei der Nahrungsauswahl entscheidet der Geruchssinn wesentlich darüber, ob wir uns etwas einverleiben. Gerüche vermitteln damit sehr basale Informationen mit bewertendem und aufforderndem Charakter: »Stopp!« oder »Weiter so«, »gut« oder »schlecht«. Seine Informationen werden nicht nur in den evolutionär neuen Hirnarealen verarbeitet, sondern auch in den älteren Regionen, wo die Emotionen verortet sind. Gerüche können daher auch Gefühle oder Befindlichkeiten hervorrufen und Erinnerungen wachrütteln, weil sie eng mit dem episodischen Gedächtnis verwoben sind, das im Hippocampus angesiedelt ist. In Experimenten hat sich gezeigt, dass sich unser Gedächtnis Gerüche deutlich länger merkt als optische Reize. Warum wir uns oft glücklich fühlen, wenn wir Gerüche von früher riechen, wird damit erklärt, dass vergangene und präsente Eindrücke verschmelzen und wir das so empfinden, als ob die lineare Zeit aufgehoben würde. Ein weiterer Grund für die stark emotionale Wahrnehmung von Gerüchen liegt darin, dass wir keine oder kaum Worte zur Beschreibung finden. Auch das macht Sinn: Schließlich atmen wir jeden Tag circa 15000 bis 30000 Mal ein. Und dabei riechen wir ständig etwas. Müssten wir die Information jedes einzelnen Atemzugs stets in Worte fassen, wäre unser Gehirn komplett überfordert. Für Gerüche greifen wir daher auf Vergleiche zurück: Das riecht wie ... Das riecht nach ... zum Beispiel: Lavendel, Basilikum, frisch gehacktem Holz, Chrysanthemen ....

Gerüche begegnen uns aber nicht nur über die Nase. Wir riechen auch, was wir oftmals als schmecken wahrnehmen.

Retronasales Riechen wird das in der Fachsprache genannt – also das Riechen hinter der Nase, das über die Verbindung zwischen Mund- und Nasenraum funktioniert. Dadurch gelangen Aromastoffe aus gekauten Speisen zur Riechschleimhaut. Die Aromen nehmen wir dabei durchwegs anders wahr als beim Riechen durch die Nase. In der Praxis merkt man das oft bei Käse: Der Geruch durch die Nasenlöcher ist zuerst eher abstoßend, auf dem Gaumen gefällt uns die Komposition dann recht gut.

Training im Alltag

Düfte und Aromen zu erkennen, erweitert das eigene Sinnesspektrum deutlich. Eine »funktionierende« Nase gibt Orientierung, spürt Zutaten auf, weckt Erinnerungen, baut Querverbindungen im Kopf auf.

Training: Für den Anfang beginnen Sie einfach, immer wieder bewusst zu riechen: am Brot, am Toast vor dem Toasten und danach, an Schinken, frisch aufgeschnitten und zwei Tage später, an Butter, kalt und geschmolzen, an geröstetem Kaffee, an Tee, an Äpfeln, an Birnen, an frischen Beeren, an Blumen, an den Gewürzen im Küchenkästchen, an frischen Kräutern, an Wein und Bier, Schnaps, Saft ...

- Was fällt Ihnen zu den Düften ein?
- Welche Erinnerungen tauchen auf?
- Wann haben Sie zuletzt dieses Aroma bewusst wahrgenommen?

Die folgenden Übungen funktionieren zu zweit besser:

Nehmen Sie Gewürze wie Nelken, Piment, Zimt, Pfeffer, Kardamom, Anis ... und zerstoßen Sie sie mit einem Mörser. Füllen Sie die Gewürze dann in kleine dunkle oder mit Alu-Folie umwickelte Gläser (sie sollen die Gewürze nicht sehen können). Vertauschen Sie die Reihenfolge der Gläser, sodass Sie nicht mehr wissen, worin sich welches Gewürz befindet und schnuppern Sie dann mit geschlossenen Augen an einem nach dem anderen. Konzentrieren Sie sich ganz auf das jeweilige Aroma.

- Erkennen Sie die Gewürze?
- Was fällt Ihnen auf?

Nehmen Sie getrocknete Kräuter und die jeweilig frischen Pendants dazu (Petersilie, Thymian, Basilikum, Salbei, Liebstöckl, ...). Legen Sie die frischen Kräuter auf den Tisch. Füllen Sie die getrockneten Kräuter wieder in dunkle oder mit Alu-Folie umwickelte Gläser und stellen Sie sie willkürlich auf den Tisch. Schließen Sie die Augen und riechen Sie nach einander an den frischen Kräutern. Konzentrieren Sie sich und lassen Sie sich Zeit.

- Erkennen Sie die Kräuter noch blind?
  Führen Sie dann die Gläser nacheinander zur Nase.
- Welche Kräuter sind Ihnen bekannt?
- Ordnen Sie dann die getrockneten den frischen Kräutern zu.
- Was fällt Ihnen auf?

Im Alltag: Gehen Sie mit einer Spürnase durch den Alltag und nehmen Sie Düfte und Aromen bewusst wahr. Versuchen Sie, sie abzuspeichern.

Kochen Sie gleiche Gerichte mit getrockneten und mit frischen Kräutern und merken Sie den Unterschied.

5.1.3.2.3 Hören

Das Hören ist ein wachsamer Hintergrundsinn. Ihn zu sensibilisieren heißt, wachsam für die alltäglichen Geräusche und angenehmen Rhythmen zu werden. Schließlich hören wir Stille sehr selten. Im Gegenteil: Im Alltag sind wir meist von Tönen, Klängen oder Geräuschen umgeben. Während ein Ton übrigens eine einheitliche Frequenz hat, liegen bei Klängen Obertöne über dem Grundton und Geräusche setzen sich aus unzähligen Tönen zusammen.

Die unterschiedliche Beschallung ist selbst beim Essen und Trinken relevant. Bereits für die Qualitätsprüfung von Lebensmitteln sollten wir ein Ohr haben: So hört sich eine reife Wassermelone hohl an. Tiefkühlerbsen oder -beeren wiederum sollten rieseln. Dann wurde die Kühlkette nicht unterbrochen. Und wir hören bei der Zubereitung das Fleisch brutzeln, Popcorn poppen, Wasser kochen. Die Informationen leiten dann bereits erste Vorbereitungen auf das Verdauen ein: Das Wasser rinnt uns im Mund zusammen.

Beißen wir in Halloumi-Käse quietscht es, und Knack-Geräusche nehmen wir zum Beispiel bei Lebensmitteln wahr, die einen hohen Innendruck haben: Beim Hineinbeißen in am Punkt gekochte Frankfurter, in einen frischen Apfel, beim Brechen von Schokolade. Poröse, getrocknete Produkte dagegen knuspern eher, wie Toastbrot oder Cerealien. Auch frisches Baguette knuspert, altes nicht. Denn generell gilt: je knuspriger, desto frischer. Zäh werden die Produkte mit der Luftfeuchtigkeit bzw. mit Wasser oder anderen Flüssigkeiten, dadurch verlieren sie den Knuspereffekt. Kekse zum Beispiel können knacken und knuspern: je nachdem, wie man sie zerteilt. Bricht man sie mit der Hand, knacken sie; kaut man sie mit den Backenzähnen, knuspern sie. So geben auch die Geräusche im Mund Aufschluss über die Speisen: nämlich über die Textur, also die Konsistenz und mechanischen Eigenschaften des Produktes (siehe Tasten).

Wie bei den Einflüssen des Lichts und der Farben, beeinflusst auch die Klangkulisse das Geschmacksempfinden und die Stimmung beim Essen. So hat die heutige Leiterin der Forschungsgruppe für molekulare und angewandte Ernährungspsychologie in Hohenheim, Nanette Ströbele-Benschop, 2006 eine Studie mit 78 US-College-Studenten veröffentlicht, die sieben Tage lang aufzeichneten, wieviel sie aßen und ob und welche Musik sie dazu hörten. Dabei zeigte sich, dass mit Musik im Hintergrund länger und mehr gegessen wird. Und das unabhängig davon, wie laut oder leise, schnell oder langsam die Musik ist. Wie es uns schmeckt, scheint dagegen durchaus mit der Art der Beschallung zusammenzuhängen. Der Musikpsychologe Adrian North von der Curtin University in Perth, Australien, ließ 250 Studierende Wein zu vier verschiedenen Musikarten verkosten: »kräftig und schwer", »subtil und vergeistigt", »schwungvoll«, »sanft und leise". Im Vergleich zu stiller Umgebung bewerteten sie mit Hintergrundmusik den Wein um bis zu 60 % kräftiger und gehaltvoller. Durchaus skurrile Detailergebnisse zeigten sich in der Studie: So wurde z. B. Cabernet Sauvignon am gehaltvollsten zu Rolling Stones oder The Who wahrgenommen. Chardonnay dagegen floss bei schwungvollen Melodien wie Robbie Williams oder Kylie Minogue besonders leicht die Kehle hinunter. Das Experiment zeigte erstmals, dass Musik andere Sinneseindrücke beeinflussen kann. North erklärt den Effekt mit der »cognitive priming theory« aus der Psychologie. Bestimmte Musikarten regen spezifische Areale im Gehirn an, wodurch sich die Wahrnehmung des Geschmacks verändert.

Training im Alltag

Musik kann natürlich ein Ohrenschmaus sein, aber um den Hörsinn zu erforschen, fängt man mit der Wahrnehmung alltäglicher Geräusche und Klänge an.

Training: Wo auch immer möglich, versuchen Sie Geräusche zu erraten bzw. bewusst wahrzunehmen: Papierrascheln, Zeitungsumblättern, Wasser eingießen, ein Streichholz oder Feuerzeug anzünden, ein Wind, Regenplätschern, Vogelstimmen, Baumrauschen. Auch die Stille ist hörbar.

Übung zu zweit:
Schließen Sie die Augen, lassen Sie sich führen und gehen Sie für zehn Minuten spazieren. Konzentrieren Sie sich ganz auf Ihre akustische Umgebung.

Übung allein:
Setzen Sie sich in einen Park, oder in der Wohnung im Büro für fünf Minuten ruhig hin und hören Sie einfach in Ihre Umwelt.

- Welche Geräusche hören Sie?
- Wie beschreiben Sie die Geräusche?
- Haben Sie Erinnerungen zu einzelnen Klängen oder Geräuschen?

Im Alltag: Nehmen Sie sich täglich ein paar Minuten Zeit, um bewusst auf angenehme Klänge zu hören. Sammeln Sie akustische Leckerbissen für Ihren Alltag, die angenehme Gefühle fördern.

5.1.3.2.4 Tasten

Die Haut ist das flächenmäßig größte Organ und dennoch scheint das Tasten etwas in den Hintergrund gerückt zu sein. Dabei erhalten wir mit dem Tastsinn eine Menge von Informationen: Temperatur, Größe, Struktur, Oberflächenbeschaffenheit, Gewicht, Form, Material, Konsistenz. Tasten ist ein Nahsinn – wir müssen mit der Materie in Kontakt kommen, um Reize aufnehmen zu können. Dazu zählen auch Bewegungsimpulse: Wir können die Materie drücken, pressen, kneten, ausgießen, formen oder in sie eintauchen ... Der Tastsinn spielt auch beim Essen und Trinken eine wesentliche Rolle. Zur Erkennung von Textur und Temperatur von Speisen kommt noch das Schmerzempfinden (Chili) und eine

Tiefensensibiliät. (Blind) etwas zu Ertasten kann Teil des Genusstrainings sein. Wie fühlt sich eine Walnuss an? Wie eine Zimtrinde, wie eine Kiwi und wie getoastetes Brot? Ist die Avocado noch hart oder schon essreif? Beim Essen und Trinken ertasten wir Textur, Konsistenz und Temperatur. Was dahintersteckt, dass manche Menschen lieber weiche, cremige und feuchte Lebensmittel verzehren und andere bissfeste, hat die Wiener Motivforscherin Helene Karmasin in der »Psychologie der texturalen Bewältigung« erfasst. Demnach sind die einen die Schlabberer, die sich mit dem Essen einlullen wollen und darin Liebe und Trost suchen, und die anderen die Beißer, die Aktivität und Kraft demonstrieren möchten. Zu welcher Gattung man selbst zählt, ist wohl eher situativ.

Training im Alltag

Die Haptik macht viel für unser Wohlbefinden aus, auch wenn wir unsere »Eindrücke« weniger bewusst wahrnehmen. Doch sowohl bei alltäglichen Gegenständen und Kleidung als auch beim Essen sind Textur und Konsistenz ein Grundcharakteristikum. Mit einem sensibilisierten Tastsinn fördert man daher auch potenziell angenehme Erfahrungen.

Training: Nehmen Sie verschiedene Lebensmittel wie Kiwi, Pfirsich, Haselnüsse, Toastbrot, Stangensellerie, Fenchel, getrocknete Bohnen, Orangen, … immer wieder bewusst in die Hand, schließen Sie die Augen und konzentrieren Sie sich auf ihr Wahrnehmung. Wie fühlt sich das an?

Richten Sie sich verschiedene Lebensmittel in unterschiedlichen Konsistenzen her:

- Apfel: roh, als Mus, Kompott, getrocknet
- Weintrauben: roh, als Rosine, als Saft, als Wein, als Wein-/Traubensaft-Gelee
- Tomate: frisch, getrocknet, püriert, als Ketchup, Chutney oder Marmelade
- Erdbeeren: frisch, gestampft, tiefgekühlt und aufgetaut, als Eis

Kosten Sie die einzelnen Proben und tasten Sie im Mund aufmerksam.

- Was registrieren Sie?
- Wie würden Sie die Textur beschreiben?
- In welcher Konsistenz schmeckt es Ihnen am besten?
- Woran erinnern Sie unterschiedliche Verarbeitungsstufen?

Im Alltag: Greifen Sie bewusst zu unterschiedlichen Gegenständen – Gläsern, Steinen, verschiedenen Papieren, Umschlägen, Buchcover, et cetera oder Lebensmitteln und nehmen Sie die Haptik und Temperatur bewusst wahr. Was haben Sie gerne in der Hand? Experimentieren Sie mit der Konsistenz von Lebensmitteln: Wie verändert sich der Geschmack dadurch? Was macht das Spiel von unterschiedlichen Konsistenzen? Zum Beispiel Oliven im Kartoffelpüree?

5.1.3.2.5 Geschmack

Wir schmecken weit weniger als wir riechen. Die rund 2000 bis 4000 auf der Zunge von Erwachsenen verteilten Geschmacksknospen identifizieren fünf Grundgeschmacksarten: süß, sauer, salzig, bitter und umami. Dass sie auch »fett« und »metallisch« erkennen, wird erst seit einigen Jahren diskutiert. Gänzlich falsch ist übrigens die Annahme, dass die einzelnen Geschmäcker nur in bestimmten Regionen der Zunge wahrgenommen werden, zum Beispiel süß nur auf der Zungenspitze, sauer nur an den hinteren Rändern .... Diese falsche Zungenlandkarte geht auf einen Interpretationsfehler aus dem Jahr 1901 zurück. Denn die Geschmäcker erkennt die Zunge überall – mit leichter Tendenz dazu, dass sie für bitter tatsächlich am Zungengrund, also hinten, eher empfänglich ist. Interessant ist übrigens, dass man Speisen nicht wirklich versüßen kann – im Gegensatz zum Versalzen. Während mit steigender Salzkonzentration zuerst der Wohlgeschmack steigt und dann ab einem gewissen Schwellenwert rapide sinkt, ist das beim Süßen anders. Natürlich lassen sich Speisen oder Getränke übermäßig süßen, nur sinkt die Beliebtheit ab dem Schwellenwert statistisch gesehen kaum, so der Wiener Sensoriker Klaus Dürrschmid von der Universität für Bodenkultur.

Training im Alltag

Dass alles nach nichts schmeckt, kennen Sie vielleicht vom letzten starken Schnupfen. Denn das, was wir oft als Geschmack wahrnehmen, ist in Wahrheit ein Geruch. Wirklich schmecken können wir nur die Grundgeschmacksarten süß, sauer, salzig, bitter und umami. Alles andere nehmen wir über die Verbindung von Schmecken und Riechen wahr, wenn die Aromen über die Mundhöhle und den Rachenraum in den Nasenraum steigen. Retronasales Riechen nennt sich das. Und ein guter Riecher lohnt sich!

Training: Richten Sie sich Käsewürfel, Nüsse, Mandarinen, Beeren oder Apfelschnitze her. Halten Sie sich mit einer Hand die Nase zu und nehmen Sie ein Stück in den Mund. Beginnen Sie zu kauen.

- Wonach schmeckt das jeweilig Lebensmittel?
  Lassen Sie die Nase los und kauen Sie weiter.
- Was schmecken Sie jetzt? Wie verändert sich der Eindruck?

Im Alltag: Probieren Sie es zwischendurch aus, wie etwas vor dem Kosten riecht und wie es dann mit und ohne Nasenluft schmeckt. Auch beim Wein zeigt sich oft ein deutlicher Unterschied: in der Nase noch sehr verhalten, kann sich der »Geschmack« am Gaumen fulminant verändern.

5.1.4 Wissen und gutes Gewissen

Konsumieren Genießer mehr Genussmittel? Also mehr Kaffee, Tee, Alkohol oder Tabak? Die Vermutung wäre nicht abwegig. Doch in der Tat ist es so, dass alle drei Genusstypen in gleichem Ausmaß zugreifen. Ein Unterschied zeigt sich dennoch: Je stärker die Genussfähigkeit ausgeprägt ist, desto weniger ist der Konsum von Genussmitteln mit einem schlechten Gewissen verbunden. Das hat den Vorteil, dass die psychologischen und physiologischen Stressreaktionen ausbleiben. Bei Kaffee und Tee ist schlechtes Gewissen auch völlig absurd. Genießer plagt unter anderem kein schlechtes Gewissen, weil sie sich kein A für ein U vormachen lassen, sich mehr informieren und frei und mündig entscheiden. Das ist nicht ganz selbstverständlich.

Denn bei vielen Menschen fallen Entscheidungen beim Essen anders als in anderen Bereichen des täglichen Lebens. Wenn Sie ein neues Handy oder Auto kaufen, studieren Sie unzählige Angebote und Tarifvarianten durch. Sie lesen vielleicht Testergebnisse, sehen Fachzeitschriften durch, vergleichen, halten Ausschau nach »High-Tech« ... Was ist der letzte Stand der Dinge? Sie gehen zum größten Teil rational vor. Beim Essen hält sich die Vernunft zurück. Warum? Sicher, die Entscheidung für ein Auto oder Handy fällt nicht jeden Tag, könnte argumentiert werden. Es sind größere Investitionen. Essen dagegen müssen wir zwar nicht zwingend täglich, aber doch in sehr engem Frequenzbereich. Es sind Gewohnheitsentscheidungen. Gerade deswegen würde sich eine intensivere Auseinandersetzung bezahlt machen. Von Geburt an ist

Essen so wichtig wie Liebe und Zuwendung, es ist von Anfang an emotional beladen. Und es verleiht uns Identität – »Du bist, was du isst«. »Deshalb wollen wir es nicht zum Thema des Wissens machen, sondern bleiben bei den Emotionen«, argumentiert der deutsche Ernährungspsychologe Christoph Klotter von der FH Fulda. »Man kann sagen, Essen ist die erste Sprache, die wir sprechen. Und der bleiben wir treu«. Würden wir beim Essen genauso vernünftig vorgehen wie beim Kauf von technischen Utensilien, sähe die Welt völlig anders aus.

Warum es gut sein kann, sich mit ein paar Ernährungs- und Lebensmittelfakten auseinanderzusetzen, liegt weniger in der Nährstoffversorgung. Grosso modo sind wir in Europa recht gut versorgt. Als wirklich kritisch werden im Österreichischen Ernährungsbericht 2012 Vitamin D, Zink, Selen und Kalzium genannt. Mittels Blut- und Harnanalysen zeigte sich bei den erwachsenen Testpersonen ein zu geringer Status. Zu hoch sind die Aufnahme und die Blut- und Harnwerte von Natrium, das vor allem aus Kochsalz (Natriumchlorid, NaCl) stammt. Die Parameter für den Fett- und Zuckerstoffwechsel wurden als zufriedenstellend eingestuft.

In der Diskussion rund ums Essen und den mehr oder weniger entspannten Umgang damit ist auch immer wieder das Körpergewicht Thema. Zur Bestimmung von Unter-, Normal- oder Übergewicht hat sich die Berechnung des Body Mass Indexes[2] (kurz: BMI = Körpergewicht in kg/Körpergröße in cm^2) etabliert. Der BMI hat den Vorteil, dass sich Körpergröße und -gewicht leicht abfragen oder messen lassen, aber einen eklatanten Nachteil: Es lässt sich damit weder unterscheiden, ob eine Person viel Muskel- oder Fettmasse hat, noch wo die Fettpolster liegen. Das macht für den Gesundheitsstatus ei-

---

2 BMI < 18,5: Untergewicht, BMI 18,5-24,9: Normalgewicht, BMI 25 -29,9: Übergewicht, BMI > 30 Adipositas/Fettleibigkeit

nen wesentlichen Unterschied. Lagert sich das Fett eher rund um die Hüfte und den Po an, gleicht die Figur also eher einer Birne, mag das vielleicht für den einen oder anderen ästhetisch ein Problem sein. Gesundheitlich ist es kein großes Thema. Sammeln sich die Fettdepots rund um den Bauch an, hat man also eher eine »Apfel-Figur«, schaut die Sache ganz anders aus. Die Fettzellen im Bauchraum sind dann stoffwechselaktiv und erhöhen das Risiko für Schlaganfall, Herzinfarkt und Diabetes Typ 2 wesentlich. Ist jemand sportlich und hat viele Muskeln, bringt er oder sie mehr auf die Waage, weil Muskeln schwerer sind als Fett. Aus Sicht der Stoffwechselgesundheit steht die Person aber besser da als eine schlanke unsportliche. Sieht man sich also Fettanteil und -verteilung an, sprich, die wesentlichen Parameter, stellt sich die Lage etwas anders dar: 15 % der Frauen und 40 % der Männer haben zu viel Körperfett, 22 % bzw. 2 % zu wenig. Jeweils rund 60 % machen es also richtig. Einen zu hohen Taillenumfang (bei Männern > 102 cm, Frauen > 88 cm) weisen in Summe gut 12 % der unter 50-Jährigen auf, erst in den Jahren danach wächst der Bauch offenbar deutlich. Dann liegen 39 % der Frauen (wechselbedingt) und 32 % der Männer darüber. Genug der Zahlen und Daten. Was verdeutlichen sie? Bei ein paar Nährstoffen gibt es tatsächlich Verbesserungspotenzial und Körpergewicht ist nicht gleich Körpergewicht. Wer zu Bauchpolster neigt, tut sich Gutes, in den Aufbau von Muskeln zu investieren. Die verbrennen auch im Ruhezustand mehr Energie als andere Körperzellen. Schlechtes Gewissen beruht oft auf Fehlannahmen. Darum lohnt sich ein Exkurs zu den üblichen Verdächtigen.

Natürlich ist es leicht, einen »Schwarzen Peter« zu definieren. So steht zum Beispiel Zucker häufig im Kreuzfeuer der

Kritik. Von »Volksdroge« ist die Rede, Folgen wie Adipositas und Diabetes werden genannt. Auch Fett und Salz stehen am Pranger. Sicher, ein Zuviel ist immer problematisch. Das trifft selbst auf Wasser zu: 10 Liter auf einen Sitz und Sie werden es nicht überleben. Bei den vermeintlich »bösen« Nährstoffen lässt sich nun mit wissenschaftlichen Daten gut belegen, dass heißer gekocht als gegessen wird. Ein bisschen mehr Entspannung dürfen alle wagen: Fachleute ebenso wie jeder einzelne beim Essen. Schließlich gibt es weder »gute« noch »böse« Lebensmittel, diese Einteilung lässt sich seriös nicht treffen. Wesentlich sind die langfristigen Essgewohnheiten und ein aktiver Lebensstil. Die Dämonisierung von einzelnen Produkten ist daher auch nicht zielführend. Sie geht am Problem, nämlich an den Ursachen, vorbei. Lösungen für die Praxis liegen in einer gesteigerten kulinarischen Bildung, wie immer dem rechten Maß und einer eigenverantwortlichen Lebensführung.

5.1.4.1 Koffein-Quellen

Erst kürzlich hat die Europäische Behörde für Lebensmittelsicherheit (EFSA) Koffein auf seine Sicherheit durchleuchtet. Von besonderem Interesse waren gesundheitliche Bedenken in unterschiedlichen Lebensphasen und Altersgruppen. Wie wirkt sich eine Koffeinaufnahme während der Schwangerschaft und Stillzeit auf das Un- bzw. Neugeborene aus? Welche akuten und langfristigen Effekte zeigt Koffein bei Kindern, Jugendlichen und Erwachsenen auf das zentrale Nervensystem, also auf Schlaf, Unruhe oder Verhaltensänderungen? Gibt es langfristige negative Folgen für das

Lebensmittel	Koffeingehalt
Cola	33 mg/330 ml Dose
Energy Drinks	80 mg/250 ml Dose
Eistee	16-28 mg/330 ml Dose
Schwarztee	42 mg/250 ml Tasse
Grüntee	36 mg/250 ml Tasse
Mate-Tee	25-50 mg/250 ml Tasse
Entkoffeinierter Kaffee	3-7 mg/250 ml Tasse
Instant-Kaffee	33-117 mg/250 ml Tasse
Gebrühter Kaffee/Filterkaffee	50-167 mg/250 ml Tasse
Espresso	40 mg/30 ml Tasse
Cappuccino	40 mg/120 ml Tasse
Latte Macchiato	40 mg/330 ml Glas
Halbbitterschokolade	50-110 mg/100 g
Vollmilchschokolade	3-35 mg/100g

Quelle: Modifiziert nach Hey E: Coffee and pregnancy (2007).

Herz-Kreislaufsystem bei Erwachsenen? Und wie steht es um die Gesundheit bei der Aufnahme über Energy Drinks – vor allem in Kombination mit Alkohol oder beim Sport? Bei allen Aspekten stellte sich vor allem die Frage: Welche täglichen Aufnahmemengen sind unbedenklich? Dass sich die Fragen jetzt auftaten, ist irgendwie erstaunlich. Denn Koffein kommt in einer Reihe von Pflanzen vor, nämlich in über 60 Arten. Es gehört zur Gruppe der Purin-Alkaloide, genauer gesagt zu den Methylxanthinen. Koffein ist das 1,3,7-Trimethylxanthin. Die bekanntesten natürlichen Quellen sind Kaffee, Kakao, Teeblätter und Kolanüsse. Ihr Konsum weist eine jahrhundertlange Geschichte auf und man könnte meinen, es gibt einen »record of safe consumption«. Schließlich werden koffeinhaltige Getränke wie Kaffee oder Tee weltweit jeden Tag getrunken. Laut Schätzungen konsumieren rund 80 % der Weltbevölkerung mindestens einmal pro Tag ein koffeinhaltiges Produkt. In Österreich liegt Kaffee mit 250 mL pro Tag nach Trinkwasser und Mineralwasser an dritter Stelle der am häufigsten konsumierten Getränke. Bei moderatem Konsum (d. h. Einzeldosen von 50-200 mg Koffein) wirkt Koffein entspannend, steigert die Konzentrationsfähigkeit und erhöht die Aufmerksamkeit. Ab hohen bis sehr hohen Dosen (d. h. Einzeldosen von 400-800 mg Koffein) können Nervosität, Angst, Aggressivität, Schlafstörungen oder Herzrasen auftreten.

Eine verhältnismäßig junge Quelle für Koffein sind Energy Drinks. Sind sie mit Vorsicht zu genießen? Für das wissenschaftliche Assessment zog die EFSA humane Interventions- und Beobachtungsstudien heran sowie, wenn möglich, systematische Reviews und Meta-Analysen. In ihrem Gutachtenentwurf kam sie zu folgenden Ergebnissen:

- Mit Ausnahme von Schwangeren gilt für Erwachsene (18-65 Jahre): Pro Tag sind 400 mg Koffein (rund 5,7 mg/kg Körpergewicht) unbedenklich. Dabei sind Einzeldosen bis zu 200 mg verträglich – auch kurz vor dem Sport.
- Wenn Koffein kurz vor dem Schlafengehen aufgenommen wird, können Einzeldosen von 100 mg bei manchen Erwachsenen das Einschlafen verzögern und die Dauer der Nachtruhe verkürzen.

- Alkohol und übliche Inhaltstoffe in Energy Drinks wie Taurin oder Glucuronolacton zeigen wahrscheinlich keine nachteiligen Wechselwirkungen mit Koffein.
- In der Schwangerschaft haben bis zu 200 mg Koffein pro Tag keine negativen Folgen für das Ungeborene.
- Stillende Frauen müssen sich nicht einschränken, für sie sind, wie für alle Erwachsenen, 400 mg am Tag und 200 mg als Einzeldosis in Ordnung.
- Für Kinder (3-10 Jahre) und Jugendliche (10-18 Jahre) gelten 3 mg/kg Körpergewicht als täglich tolerierbare Obergrenze. Ein fünfjähriges Kind mit 20 kg liegt daher bei einer Tagesobergrenze von 60 mg Koffein. Das entspricht in etwa einer Dose Eistee (à 330 ml) und einer Tafel Milchschokolade (à 100 g). Ein 65 kg schwerer Jugendlicher erreicht seine maximale Dosis von 195 mg Koffein mit zweieinhalb Dosen Energy-Drinks.

Trotz großer Schwankungsbreiten beim Koffeingehalt im Kaffee spricht aus gesundheitlichen Gründen nichts gegen bis zu fünf Tassen Kaffee am Tag. Selbst der Mythos, Kaffee sei ein Flüssigkeitsräuber, ist entlarvt: Kaffee trägt bei Gewohnheitstrinkern durchaus zur normalen Flüssigkeitszufuhr bei.

5.1.4.2 *Alkohol*

Bei Alkohol sieht die Lage etwas anders aus: Es geht um eine Gratwanderung. Alkohol wird seit je als eines der ältesten trinkbaren Genussmittel kontrovers diskutiert. Zählt er in vielen Teilen der Welt zum kultivierten Lebensstil, ist er in anderen meist aus religiösen Gründen tabu. Die Europäische Union ist weltweit jene Region mit dem höchsten Alkoholverbrauch, obwohl bereits deutlich weniger getrunken wird als Mitte der 1970er-Jahre. Kein Wunder auch, dass rund ein Viertel der internationalen Alkoholproduktion und mehr als die Hälfte der weltweiten Weinproduktion aus Europa stammen. Vor allem in Mitteleuropa sind Bier und Wein Teil des Alltags. In mediterranen Ländern ist das Glas Wein ein steter Begleiter zum Essen. Was den einen reinen Genuss und Vergnügen bereitet, lässt andere (rund 5 %) abhängig werden. Gerade in alkoholdeterminierten Gesellschaften ist es für alle Nicht-Abstinenzler notwendig, einen freud- und maßvollen Umgang mit Alkohol zu erlernen. Dabei spielen für die Entwicklung der Trinkgewohnheiten soziale und kulturelle Bedingungen eine wesentliche Rolle.

Wie in so vielen Bereichen des Lebens gilt insbesondere beim Alkoholkonsum: Die Menge macht das Gift! Dabei geht es nicht um völlige Enthaltsamkeit. Das ist weder sinnvoll, lustvoll noch realistisch. 85 % der Europäer trinken Alkohol. Bier, Wein und Schnaps haben lange Tradition, sind kulturell verankert, wirtschaftlich relevant und wirken häufig als soziales Bindemittel.

Ein moderater Konsum wird immer wieder mit positiven gesundheitlichen Auswirkungen in Verbindung gebracht. Vor allem, wenn es um die Herz-Kreislauf-Gesundheit geht, also das Vorbeugen von Herzinfarkt und Schlaganfall. Im Vergleich zu Abstinenzlern haben Menschen, die täglich wenig trinken, ein geringeres Risiko. Die Wirkung wird einerseits dem Alkohol an sich zugeschrieben, andererseits den Polyphenolen. Damit sind vor allem jene Farbstoffe gemeint, die vorrangig im Rotwein enthalten sind. Im Grunde scheint die Getränkeauswahl jedoch weniger relevant zu sein. Das Stichwort lautet eben eher: moderat. Und moderat kann für manche durchaus ernüchternd sein. Für Männer sind es 20 g Alkohol am Tag, für Frauen 10 g. Also ein Seiterl Bier oder Achterl Wein für Sie, das Doppelte für Ihn.

Mit dem Dionysischen umgehen zu lernen ist vor allem für Jugendliche eine Herausforderung. Hier sind Peers, die Eltern und deren Vorbildwirkung gefragt. Für einen vernünftigen Umgang sind daher gerade bei Alkohol mit seinem Suchtpotenzial regelmäßige Karenzphasen wesentlich. Und freilich ist selbst im gesamten Lebensverlauf immer wieder die Motivation zu hinterfragen: Trinkt man nur bei Gelegenheit, ohne selbst Alkohol zu kaufen? Trinkt man wählerisch nur das, was wirklich schmeckt, und lässt alles andere stehen? Oder trinken Sie, weil andere auch trinken und um geselliger zu sein? Oder aus purer Gewohnheit? Braucht man Alkohol, um Hemmungen abzubauen oder Sorgen zu vergessen? Oder verspürt man einen Zwang? Nicht das Zellgift mit Suchtpotenzial macht per se abhängig, es ist die eigene Lebensgestaltung und -geschichte. Solange man vielfältige Möglichkeiten hat, mit einzelnen Situationen und Stimmungen umzugehen, bleibt man meist vor einer Suchtdynamik bewahrt. Abwechslung bei den Strategien zum Erleben oder Bewältigen innerer oder äußerer Spannungen schützt vor Abhängigkeit – variatio delectat! Wieder einmal.

Bier	Wein	Sherry	Likör	Whisky
0.33 l	0.2 l	0.1 l	0.02 l	0.02 l
13 g	16 g	16 g	5 g	7 g

Übersicht Alkoholgehalt (Quelle: www.forum-ernaehrung.at)

Degustieren vs. Konsumieren

Noch ein Punkt zur Abwechslung: Sobald wir unsere Sinne mehr fordern, Unterschiede oder Gemeinsamkeiten herausfinden und Qualitäten erkennen wollen, kehren wir der rein quantitativen Aufnahme den Rücken. Ob einzelne (Craft-)Biere, Jahrgangs- oder Sortencuveés, Kaffee- oder Teespezialitäten, horizontale oder vertikale Verkostungen – die Sinne verfeinern ist der eigentliche Anspruch, den Genussmittel an uns stellen. Wie unterscheiden sich Farbe, Konsistenz, das Aroma, der Geschmack und die Adstringenz? Das Adstringierende kommt von den Bitterstoffen – wir nehmen es auf der Zunge wahr, wenn sich »alles zusammenzieht«. Beim Wein hängt sie beispielsweise davon ab, wie sehr sich mit der Zeit die Tannine eingebaut haben. Bildlich gesprochen, unterscheiden manche dann zwischen »rund« und »eckig/kantig«.

Auch in der Kombination lässt sich Verkosten üben: Welche Weine harmonieren zu französischem Weichkäse? Welche zu Bitterschokolade? Und wozu passt Bier? Schon mal Champagner zu Schweinsbraten probiert? Oder Fenchel mit Gin?

Ohne die lustvollen Aspekte des Trinkens schmälern zu wollen: Freude macht die Wertschätzung des Produkts über die tiefere Auseinandersetzung und das Wissen zur Herstellung, zu den Besonderheiten und zur kulturellen Bedeutung. Das kann mitunter schon der halbe Genuss sein. Wie wird Whiskey hergestellt? Und wo in Österreich?

5.1.4.3 Die süßen Seiten des Lebens

Zucker hat mit vielen Vorurteilen zu kämpfen: Er soll dick, zuckerkrank und süchtig (Stichwort: Volksdroge) machen und Karies fördern. Gleich vorweg: Aus Sicht der Suchtforschung lässt sich bei Zucker keineswegs von einer Droge sprechen. Das Entscheidende an einem Suchtmittel ist, dass es die Psyche enorm verändert. Das kann Zucker nicht. Auf das Verlangen nach Süßem treffen auch die Diagnosekriterien für eine stoffliche Abhängigkeit nicht zu und eine Ausschüttung von Glückshormonen weist keineswegs automatisch auf eine Sucht hin (vgl. Kapitel Sucht sucht, Seite 23).

Zu den anderen Aspekten hatte die Deutsche Gesellschaft für Ernährung 2012 eine Leitlinie generell zu Kohlenhydraten veröffentlicht. Die Experten eruierten, ob, und wenn ja, wie, der gewöhnliche Haushaltszucker, Fruchtzucker oder Traubenzucker ebenso wie Stärke und Ballaststoffe oder zuckergesüßte Getränke sich auf die Entwicklung von Adipositas, Diabetes, Bluthochdruck, Fettstoffwechselstörungen oder Krebs auswirken. Herauskam, dass weder der gesamte Kohlenhydratanteil in der Ernährung noch explizit der Zuckerkonsum mit einer der klassischen Zivilisationskrankheiten wie Übergewicht, Diabetes, et cetera zusammenhängt. Das heißt: Kohlenhydrate machen nicht dick, Zucker auch nicht und ebenso wenig zuckerkrank. Einzig bei süßen Getränken zeigt sich ein Zusammenhang: Hier scheint ein erhöhter Konsum mit Adipositas zusammenzuhängen – allerdings nur bei Erwachsenen und nur wahrscheinlich. Die Beweislage (Studienqualität) ist also bisher nicht überzeugend für eine Ursache-Wirkungs-Beziehung. Bei Kindern gilt der Zusammenhang gar nur als »möglich«. Warum gerade süße Getränke das Körpergewicht steigern können, wird versucht mit der schnellen Energieaufnahme zu erklären. Schließlich setzt das Sättigungsempfinden erst nach rund 15 Minuten ein. Die Gesamtkalorienaufnahme kann daher erhöht sein. Diese in den Griff zu bekommen ist wiederum ein umfassenderes Unterfangen als nur einen Nährstoff herauszupicken.

Den Ernährungsgesellschaften in Deutschland, Österreich und der Schweiz sowie der Europäischen Behörde für Lebensmittelsicherheit (EFSA) zufolge, ist die Datenlage generell unzureichend, um überhaupt eine Obergrenze für den Zuckerkonsum zu definieren. Sie empfehlen einen moderaten Umgang mit gesüßten Lebensmitteln. Dazu nationale Daten: Der österreichische Ernährungsbericht 2012 weist für Erwachsene eine durchschnittliche Aufnahme von zugesetztem Zucker von rund 10 % der täglichen Energiezufuhr aus. Das entspricht genau jener Menge, die auch die Weltgesundheitsorganisation für akzeptabel bewertet. Noch. Denn momentan läuft die Diskussion, dass nur noch die halbe Menge Zucker in Ordnung sein soll. Die Weltgesundheitsorganisation begründet diesen Vorstoß vornehmlich mit dem Potenzial, Übergewicht und dem Kariesauftreten vorzubeugen. Was Übergewicht betrifft, spricht die Datenlage nicht klar für einen Einfluss von Zucker (siehe oben). Bei Karies muss man wissen, dass es nicht nur aufgrund von Schlecker, Bonbons oder süßen (Eis-)Tee entsteht. Alle stärkehaltigen Nahrungsmittel, z. B. auch Brot, Reis oder Kartoffeln, geben den Streptococcus mutans-Bakterien Futter. Denn schlussendlich spaltet die Amylase im Speichel Kohlenhydrate in Zuckereinheiten und die Bakterien verstoffwechseln diese zu Säure. Lange saure Zeiten entziehen dem Zahn Mineralien. Löcher entstehen. Generell ist jedoch weniger die Art und Menge der Kohlenhydrate ausschlaggebend. Vielmehr kommt es auf die Häufigkeit des Konsums an. Ständiges Zwischendurchessen und -trinken bildet dabei die größte Gefahr für die Zähne. Ein Glas Wasser nach dem Snack oder nach gesüßtem Tee oder Saft hilft, vorzubeugen.

5.1.4.4 Fett: eine Frage der Qualität

Wir essen zu fett – die Schlagzeile lässt sich schnell finden. Doch auch bei Fett steht längst nicht mehr nur die Menge im Vordergrund. Was die Südländer immer schon wussten, setzt sich nun quer über den europäischen Kontinent durch. Der Zauber liegt in der Fettqualität, also im richtigen Verhältnis von gesättigten (meist tierischen) und ungesättigten (meist pflanzlichen) Fetten. Knapp ein Drittel der täglichen Energieration steht dem Fett zu – und diese Menge wiederum am besten gedrittelt in gesättigte, einfach ungesättigte und mehrfach ungesättigte Fettsäuren. In Gramm heißt das bei einer Tageszufuhr von 2000 Kilokalorien: 70 g. Das sind sechs Esslöffel Öl oder eine ordentliche Salami-Käse-Platte. Tatsächlich stammen bei der täglichen Kalorienaufnahme im Durchschnitt 6 % zu viel aus Fetten und wiederum 6 % zu viel von den tierischen Fetten. Ist das tragisch?

Was die Gesamtmenge betrifft, lässt sich sagen: Wer etwas darüber liegt, hat kaum etwas zu befürchten. Schließlich wirkt sich weniger Gesamtfett kaum bis gar nicht auf die Gesundheit bzw. das Risiko für einen Herzinfarkt oder Schlaganfall, Bluthochdruck, Krebs oder Diabetes Typ II aus. Selbst für das Risiko, seinen Body Mass Index auf mehr als 30 zu steigern, also fettleibig zu werden, ist die Beweislage nur wahrscheinlich und nicht überzeugend. Das hat die Deutsche Gesellschaft für Ernährung (DGE) in ihrer aktualisierten Leitlinie zur Fettzufuhr und ernährungsmitbedingten Krankheiten mit den derzeit zur Verfügung stehenden Studien erfasst. Wer statt 70 g Fett 90 g isst, hat rund 200 kcal mehr aufgenommen – die können entweder woanders eingespart oder auch verbrannt werden.

Selbst Cholesterol steht wahrscheinlich in keinem Zusammenhang mit dem Schlaganfallrisiko. Stress, Bluthochdruck, Rauchen, mangelnde Bewegung, Ballaststoffe und Pflanzenfette haben ebenso einen Einfluss. Wenn man über Fett redet, muss man vor allem über die Fettart reden. Einfach nur weniger zu essen, ist zu wenig. Werden gesättigte, meistens tierische Fette wie sie z. B. in Wurst, Käse, Schlagobers und Butter stecken, gegen ungesättigte (pflanzliche) Fette getauscht, verbessern sich die Blutfettwerte deutlich. Wer ein halbes Jahr konsequent tauscht, kann sein Risiko für Herz-Kreislauf-Erkrankungen um bis zu 14 % senken. Fetter (Meeres-)Fisch ist übrigens eine tierisch gute Ausnahme: Lachs, Makrele, Hering, et cetera – sie stecken voller Omega-3-Fettsäuren, also den »guten« mehrfach ungesättigten Fettsäuren, die, der aktuellen DGE-Bewertung nach, Bluthochdruck und koronare Herzkrankheiten wahrscheinlich (nicht überzeugend) senken können. Für die Praxis heißt das: mehr Öl als Schmalz, mehr Nüsse statt Grammeln, mehr Avocado statt Wurst. Und sonst kann man durchwegs entspannt sein.

5.1.4.5 *Salz*

»Nicht so viel nachsalzen« – wer kennt das nicht bereits aus Kindheitstagen? Ohne vorher zu kosten, ist Salzen fast ein Kardinalsdelikt. Ist es eine Beleidigung der Geschmacksknospen oder eine der Köchin? Salzen geht bei vielen mit einem schlechten Gewissen einher. Es sei nicht gesund. Das stimmt. Aber nur bedingt. Denn der menschliche Körper benötigt Salz, um zu funktionieren. Kochsalz ist Natriumchlorid. Der wesentliche Teil daran ist das Natrium. Fehlt es, streiken etliche Basismechanismen im Körper. Extremes Schwitzen senkt das Natrium im Blut und erhöht die Gefahr, dass der Körper austrocknet, wobei hier Klimaeinflüsse und körperliche Aktivität einen Einfluss haben. Pro Tag brauchen wir mindestens 550 mg Natrium, das sind 1,4 g Kochsalz. Daran scheitert es auch nicht. Wir nehmen mehr als genug auf. Die Frage ist nur: Nehmen wir tatsächlich eklatant zu viel auf?

Die WHO empfiehlt eine mäßig salzarme Kost und damit nicht mehr als 5 g pro Tag. Der Grund: Eine zu hohe Salzzufuhr wird mit Bluthochdruck und daraus resultierenden Herz-

Kreislauf-Erkrankungen in Verbindung gebracht. Bluthochdruck gehört zu den global führenden Gesundheitsrisiken. Er spielt zwar als direkte Todesursache eine verhältnismäßig geringe Rolle, wird aber als Ursache für andere Erkrankungen wie Herzmuskelschwäche, Schlaganfall und Herzinfarkt genannt. Die WHO schätzt, dass weltweit 13 % der Sterblichkeit auf zu hohe Blutdruckwerte zurückzuführen sind. Ob allerdings ein verminderter Salzkonsum den Blutdruck effektiv senkt oder gar die Sterblichkeit, wird kontrovers diskutiert. So steigert eine hohe Salzaufnahme den Blutdruck bei acht von zehn Bluthochdruckpatienten und bei etwa jedem Vierten mit normalem Blutdruck, vor allem mit zunehmendem Alter. Für diese zwei Personengruppen lohnt sich also eine salzbewusste Ernährungsweise mit 5 g am Tag.

Für drei Viertel der gesunden Bevölkerung sind die Vorteile dagegen nicht so klar. Das zeigten unter anderem Ergebnisse einer Meta-Analyse von randomisierten, kontrollierten Studien aus 2013: Eine niedrigere Salzaufnahme senkte das generelle Sterberisiko nicht wesentlich und auch das Risiko für Herz-Kreislauferkrankungen nicht.

Der Ernährungsbericht 2012 gibt als Durchschnittswert für den täglichen Salzkonsum rund 6-8 g am Tag an. Folgt man Auswertungen von aktuellen Studien, ist das für Gesunde durchaus noch in Ordnung. Für alle mit normalem Blutdruck heißt das im Grunde, dass sie gelassen sein können.

Trotzdem noch einmal kurz zurück zum Nachsalzen. Das macht das Kraut nicht fett.

Denn rund 80 % der täglichen Salzaufnahme stammen aus verarbeiteten Produkten. Kein Wunder: Salz wird seit jeher zum Konservieren und Würzen verwendet. Über Brot und Gebäck werden schon allein rund 25 % der täglichen Salzzufuhr aufgenommen. Wurstwaren und Fleischwaren liefern ca. 20 % der täglichen Aufnahme. Gerade beim Brot wird daher zunehmend an salzärmeren Varianten gearbeitet.

5.1.4.6 Glutamat: einfach köstlich – italienisch

Noch ein schwarzes Schaf in der modernen Esskultur: Glutamat. Sein Ruf ist verheerend. Vor allem Fertigprodukte wie Tiefkühlkost, Gewürzmischungen, Dosen- und Trockennahrung, Salatsoßen und Speisen auf Fleisch- oder Fischbasis sollen davon strotzen. Es wird zum Würzen im großen Stil eingesetzt oder auch im kleinen Rahmen: In einigen Ländern steht es auf dem Tisch. Glutamat lässt Essen besser schmecken. Es betont vorhandene Aromen oder gleicht einzelnen Geschmacksrichtungen aus. Der Geschmackseindruck »umami« gilt neben süß, salzig, sauer und bitter als fünfte Geschmacksqualität. Sie lässt sich am besten mit »pikant", »nach Suppe« oder »Fleisch« schmeckend beschreiben.

Die Geburtsstunde des Umami-Geschmacks geht auch auf einen Asiaten zurück. Zwar wurde Glutamat Mitte des 19. Jahrhunderts in Deutschland identifiziert, aber erst 1908 erkannte der Chemiker Kikunae Ikeda an der Universität von Tokio, dass es einen eigenen Geschmack auslöst. Das lag, der Legende nach, an der Algensuppe seiner Frau – er wollte wissen, warum sie ihm so gut schmeckte. Herauskam, dass es an der Hauptzutat der Suppe lag: den Kombualgen, die extrem hohe Glutamatmengen aufweisen.

Was ist Glutamat? Nichts anderes als das Salz der Glutaminsäure, die als Aminosäure ein Eiweißbaustein ist. Damit kommt sie in der Natur frei vor – in unserem Körper genauso wie in herkömmlichen Lebensmitteln. Glutaminsäure entsteht beim Eiweißabbau im Stoffwechsel und Nieren, Gehirn und Leber enthalten hohe Mengen. Als sogenannter Transmitter übernimmt Glutamat wichtige Funktionen bei der Übermittlung, Speicherung und Verarbeitung von Informationen. Und auch für den Muskelaufbau ist es nötig. Wir werden sogar von Anfang an mit Glutamat gefüttert: Muttermilch enthält 22 mg/100 ml, rund zehnmal so viel wie Kuhmilch. In vielen Lebensmitteln, auch abseits der Kombualgen, kommt Glutamat von Natur aus vor, bei manchen entsteht es durch den Reifeprozess oder bei der Gärung durch Enzyme: So sind Erbsen (200 mg/100 g), Tomaten (260 mg), Champignons (180 mg) oder Prosciutto (350 mg) durchaus potente Quellen, von reifem Parmesan gar nicht zu reden. Mit 1,2 g auf 100 g übertrifft er gar den Grenzwert für den Zusatz in Fertigprodukten von 1 g/100 g. Zusammen verkocht, landet man im Herz der italienischen Küche: Antipasti, Pasta carbonara oder bolognese … Es ist alles andere als abwegig, dass die italienische Küche gerade wegen des Glutamats so beliebt ist. Doch kaum einem ist das bewusst. Wenn schon ein Syndrom, dann müsste es wohl »Italian-Restaurant-Syndrome« heißen, und nicht »China-Restaurant-Syndrom«.

Als Zusatzstoff muss es entweder als E-Nummer deklariert werden (E620-625) oder als entsprechende Bezeichnung: Glutaminsäure, Mononatriumglutamat, Monokaliumglutamat … Industriell hergestelltes Glutamat ist chemisch genauso aufgebaut wie das in der Natur vorkommende. Das heißt, es macht für den Körper keinen Unterschied.

In Fleisch- und Fischkonserven, Fertiggerichten und so weiter ist der Zusatz von 1 % Glutamat erlaubt. Bei Saucen ist die doppelte Menge zugelassen, in Würzmitteln bis zu 50 %.

Ist Glutamat gesundheitsschädlich?

Die Geschmacksqualität, die man Glutamat zuschreibt, »umami«, heißt auf Japanisch: köstlich. Das ist schon eines der Übel, die man ihm nachsagt: Weil es den Appetit fördert, hören Menschen nicht mit dem Essen auf, selbst wenn sie satt sind. Sie überessen sich und werden übergewichtig, so die These. Daran ist freilich nicht das Glutamat schuld. Wie viel wir essen, liegt immer noch in unserer Hand. Ein Zuviel an Glutamat würde aber zudem Nerven beleidigen und Kopfschmerzen verursachen. In den USA wurde erstmals 1968 von Taubheit im Nacken, Armen und Rücken, Schwäche und Herzrasen nach chinesischem Essen berichtet. Schnell glaubte man, den Verursacher zu kennen: Glutamat. Das China-Restaurant-Syndrom war geboren. Mit einem Haken: Glutamat wurde in den China-Restaurants am wenigsten verwendet. Einige kritische Autoren vermuteten bereits damals, dass die Symptome auch durch Histamin, Garnelen, Erdnüsse, Gewürze oder Kräuter ausgelöst werden könnten. Außerdem wurden die Symptome nach anderen Speisen ebenso beobachtet. Noch interessanter: Doppelblindversuche mit vermeintlichen Patienten belegten eher eine psychosomatische Komponente des Syndroms und schlossen Glutamat als Verursacher aus. Was noch gegen das Syndrom spricht: In Asien werden 70-

80 % des weltweit produzierten Glutamats verbraucht, das Phänomen ist dort aber weitgehend unbekannt.

Es mag zwar nicht allen schmecken, aber: Glutamat ist unbedenklich. Das zeigt sich in zahlreichen Studien und Bewertungen von Institutionen wie der Weltgesundheitsorganisation (WHO) oder der Food and Drug Administration (FDA). Selbst hohe Dosen wirken sich nicht auf die Glutamatkonzentrationen im Gehirn aus. Ende der 1940er Jahre wurde Hunderten von Kindern zur angeblichen geistigen Leistungssteigerung bis zu 40 g Glutamat pro Tag über Wochen und Monate hinweg gegeben. Trotz dieser hohen Dosierung wurden weder leistungssteigernde noch toxische Effekte beschrieben. Auch der Einfluss auf den Blutglutamatspiegel entspricht den normalen physiologischen Schwankungsbreiten. Zudem ist es unmöglich, auf Glutamat allergisch zu sein. Das Immunsystem braucht größere Moleküle, um sie als potenzielle Fremd- und Gefahrenstoffe zu erkennen und mit einer Gegenreaktion zu antworten. Schließlich belegte noch eine Doppelblind-Studie den psychosomatischen Effekt: Glutamat wurde Menschen, die angaben, Glutamat nicht zu vertragen, ins Essen geschummelt. Und siehe da: es gab keine negativen Reaktionen.

Umami boomt

Mittlerweile lässt sich ein Sinneswandel festmachen, sogar außerhalb von Asien beginnt man, umami immer mehr zu schätzen. Köche arbeiten zunehmend mit Milchsäuregärung und versuchen so, den Glutamatgehalt in beispielsweise Gemüse zu steigern. Auch die Kombination von glutamathaltigen Produkten ist mehr im Kommen: Eine Burger-Kette in den

USA hat sich sogar nach der Geschmacksrichtung benannt. Umami-Burger baut auf Pilze, Tomaten, gereiftem Fleisch und ausreichend Käse. Die Spitzengastronomie setzt zudem immer häufiger Algen ein: So wird in Kopenhagen, im Noma, dem angeblich besten Restaurant des Globus, zum Beispiel Algeneis fabriziert. Schließlich werden wir in einigen Jahren wohl alle Dashi kennen: ein Fond aus Kombualgen, der dem Essen einen kaum definierbaren Wohlgeschmack verleiht. Jene Algen eben, auf die, der Anekdote nach, die Entdeckung des Glutamats zurück geht. Bleibt abzuwarten, wie lange sich die Skepsis zu Glutamat in Europa noch hält – umami finden wir bereits köstlich.

Nahrungsmittel: natürlicher Glutamatgehalt (mg/100g)

Makombu-Algen	3190
Nori-Algen	1378
Roquefort-Käse	1280
Parmigiano Reggiano	1200
Japanische Sojasauce	782
Grüner Tee	668
Gereifter Rohschinken	337
Sardinen	280
Traubensaft	258
Teppichmuschel (Vongole)	208
Erbsen	200

Quelle: Umami Information Center, Tokio

5.1.4.7 Zum guten Gewissen: der ökosozial verträgliche Aspekt beim Essen

Wie, wo und was wir einkaufen und konsumieren, hat weitreichendere Folgen als unsere persönliche Gesundheit und unser Geschmacksempfinden. Unsere Nahrungsentscheidungen strukturieren auch die Gesellschaft, die Umwelt, die Wirtschaft. Schließlich zählt die gesamte Ernährungswirtschaft nach wie vor zu den Big Playern unseres Systems: von der landwirtschaftlichen Primärproduktion über die Verarbeitung, Verpackung, den Transport bis zum Handel und zur Gastronomie. Essen geht eben aufs Ganze. Für eine wohlüberlegte Lebensmittelauswahl lassen sich daher sowohl ethische als auch moralische Gründe ins Treffen führen. Ökosozial zu agieren, kann einer davon sein. Dahinter verbirgt sich ein übergeordnetes Ziel: nämlich zukunftsfähig zu handeln – ökologisch, sozial und ökonomisch, im jeweiligen kulturellen Kontext. Nachhaltig, um es mit einem, mittlerweile etwas strapazierten, Wort zu sagen. Kein Wunder, das Leitbild der »Nachhaltigkeit« wurde 1992 in Rio de Janerio beim UNO-Weltgipfel für Umwelt und Entwicklung von 178 Teilnehmerstaaten im Rahmen der Agenda 21 vereinbart. Der Begriff stammt aus der Forstwirtschaft, ist bereits 300 Jahre alt und bedeutet in seiner ursprünglichen Verwendung, dass nicht mehr Holz im Wald geschlägert werden soll wie wieder nachwächst. Also kein Raubbau, sondern visionäres, verantwortungsvolles Handeln. Die Ernährungsweise bietet dafür großes Potenzial. 20 % aller Treibhausgase stammen aus dem Bereich der Ernährung – also aus Produktion, Verarbeitung, Transport, Lagerung und Zubereitung. Davon macht die Produktion tierischer Lebensmittel rund 40 % aus, jene von pflanzlichen dagegen nur 8 %. Zweiter wesentlicher Punkt sind individuelle Aktivitäten wie Kochen, Kühlen, Einkaufenfahren (29 %). Tierische Produkte sind energieintensiv in der Herstellung, weil zum einen Wiederkäuer direkt Treibhausgase bilden und alle anderen Nutztiere indirekt über die Lagerung des Dungs. Zum anderen stecken rund 65-90 % der Energie in den Veredelungsverlusten: So werden beispielsweise 12 kg Getreide für 1 kg Fleisch verfüttert. Weniger Fleisch zu konsumieren, nimmt unter nachhaltigen Aspekten daher den ersten Rang ein. Die Menge ist aber nur ein Punkt. Ökosozial verträglich schließt eine artgerechte Haltung ein: Wenn schon Fleisch, dann soll das Tier ein würdiges Leben und einen stressfreien Tod hinter sich haben. Kenner meinen sogar, es zu schmecken, wenn beispielsweise ein Rind adrenalin-geschwängert seine letzten Atemzüge tat. Strohschwein, Almochs, Weiderind, Ziege, Schaf oder Hirsch, Hase, Reh und Wildschwein zählen unter der Perspektive zu den verträglichen Entscheidungen. Ganz auf Fleisch zu verzichten oder vegan zu leben, bringt auch unter ökologischen Gesichtspunkten kaum Vorteile. Denn Weideland macht 70 % der weltweit landwirtschaftlich genutzten Fläche aus. Und die Haltung von Wiederkäuern ist oft die einzige Möglichkeit, aus für den Menschen nicht verwertbaren Ressourcen wie Gras, hochwertige Lebensmittel wie Milch und Fleisch zu produzieren. Und bei veganer Kost kommt es darauf an: Es gibt viele Gerichte, die von Haus aus vegan sind und herrlich schmecken, keine Frage. Vieles aus der indischen Küche, Curries zum Beispiel, zahlreiche Pastavarianten oder Gemüsegerichte kommen ohne Tierischem aus. Auch Olivenkuchen oder

Castagnaccio, ein toskanischer Kastanienmehlkuchen mit Rosmarin und Pinienkernen, brauchen weder Ei noch Butter und sind ein Gedicht. All die Gerichte mögen für viele ethisch vertretbarer sein und sind es auch ökologisch. Bei der veganen Hausmannskost à la veganes Schnitzel, Kotelett, Cordon Bleu und Ragout ist das wahrscheinlich nicht ganz so klar. Es handelt sich dabei um aus Asien importierten gepressten Sojabrei: »Die Grundprodukte für die Imitationsküche werden aus Taiwan importiert. [...] Bei der aufwendigen Produktion wird dabei Sojaeiweiß eingekocht und durch riesige Vakuumextruder gejagt, danach wird der daraus entstandene Brei zu fleischartigen Stücken geformt und schockgefroren«, heißt es im *Zeit*-Artikel (11/2013) von Herbert Hacker. Ob da ein auf der Weide gewachsenes Stück Fleisch nicht locker mithalten kann?

Zukunftsfähig einkaufen heißt auch: bio, regional und saisonal. Die Schlagworte sind vom Markt nicht mehr wegzudenken. Dabei ist keines der drei Kriterien für sich Trumpf. Bio-Produkte fordern weniger Energieeinsatz als konventionelle. Ihre Produktion verursacht geringere CO_2-Emissionen, gleichzeitig ist die Bio-Landwirtschaft bei der CO_2-Bindung im Boden effektiver. Doch ein Bio-Apfel aus Neuseeland macht mit dem Transport wieder alles wett. Er schneidet in unseren Breiten nur ab Juni gleich gut wie ein regionaler ab. Denn heimische Äpfel, die von der Ernte im Herbst monatelang im Kühlhaus lagern, sammeln ähnlich viele CO_2-Äquivalente wie jene, die mit dem Schiff transportiert werden. Das trifft freilich nicht auf kellergelagerte Äpfel zu, bei denen keine Kühlung notwendig ist. Von Juni bis Herbst können importierte Äpfel also locker mit den heimischen mithalten.

Regional fördert die heimische Wirtschaft und Kulturlandschaft, hält Transportwege kurz und damit auch die Treibhausgase gering. Doch regional punktet nur in der Saison: Österreichische Glashaustomaten im Winter stehen nicht besser da als importierte aus dem andalusischen Almeria. Regional und saisonal sind vor allem unschlagbar, wenn es um den Geschmack geht: Reif geerntet und frisch auf dem Teller! Außerdem verspricht das Paar Abwechslung übers Jahr: Spargel im Frühjahr, Himbeeren im Sommer, Kürbis im Herbst und Kohlsprossen im Winter .... Sicher: Zitrusfrüchte, Bananen, Ananas, Mango, Avocado und Co haben immer eine lange Anreise. Ziel ist nicht, auf sie völlig zu verzichten, sondern regionale Ware dann zu kaufen, wenn sie reif ist. Davon gibt es übrigens auch genug Auswahl: Wir müssen nur wieder auf alte Sorten zurückgreifen und die Vielfalt fördern: Boskop- oder Gravensteiner-Äfpel, Chioggia-Rüben, Paradeiser der Sorte Ananas Noir, Anna Russian, Dattelwein oder Gelbe Johannisbeere, und und und ... – Vielfalt in den Sorten am Teller ist Augenschmaus, Gaumenfreude und fördert die Biodiversität.

Und zu guter Letzt: Gutes Gewissen lässt sich auch fördern, wenn möglichst wenig der Lebensmittel auf dem Müll landen. Rein aus egoistischen Gründen sind es rund 300 Euro pro Kopf und Jahr, die so verprasst werden. Um das Geld kann man auch schon fein essen gehen ... Über alle österreichischen Haushalte gerechnet landen 157 000 Tonnen an noch genießbaren Lebensmitteln in der Tonne. Eine öko-sozial-verträgliche Nutzung von Energie sieht anders aus.

6 Epilog oder: Frei von Gewissensbissen

Studien und persönliche Gespräche bestätigen: Viele hadern mit dem Genießen, sind unentspannt und verkrampft beim Essen. Sie fragen stets nach dem »Ist das auch gesund?«.

Aus vermeintlich gesundheitlichen Gründen verfallen viele einem Wahn und verzichten auf unterschiedliche Lebensmittel oder Zutaten (Gluten, Laktose, Milch, Fleisch, Zusatzstoffe, ...). Wer an einer Unverträglichkeit oder Allergie tatsächlich leidet, kann nicht aus, wer ethische Gründe ins Treffen führt, fühlt sich wohler. Doch vielfach ist es ein gesellschaftlicher Imperativ, der zum Tragen kommt, weil andere, sinnstiftende, Werte fehlen. Die Moralität bestimmt den Lebensstil. Als Folge können viele Menschen nicht mehr genießen. Sie glauben, gesünder, schlanker und schöner zu werden, wenn sie ihr Leben und damit auch ihre Ernährung, ihre körperliche Aktivität, ihr Arbeitsdasein nur noch funktionsbetont und rational angehen. Sie entwickeln ein schlechtes Gewissen, wenn sie sich etwas gönnen. Sie »sündigen« anstatt zu »genießen«. Im Österreichischen Genussbarometer waren das 68 %, dazu kommen rund 17 %, denen Genussverhalten überhaupt keine Ressource ist. Sie berauben sich selbst einer positiven Quelle der Lebensqualität.

Dabei ist die Antwort auf die Frage nach dem »gesund« immer die gleiche: Das kommt darauf an. Meistens nämlich auf die Menge. Genießen steht schon deswegen nicht mit einem »gesunden« Ess-Stil im Widerspruch, weil es dabei nicht um maßloses Konsumieren geht, sondern um die Konzentration auf das Wesentliche. Mit geschärfter Aufmerksamkeit unseren Sinnen nachspüren, unsere Bedürfnisse stillen, uns Zeit nehmen und für sich selbst gut zu sorgen. Das funktioniert mit Essen und Trinken und mit vielen anderen Aktivitäten auch.

Das Buch will zu etwas mehr Gelassenheit im Hype rund um richtig oder falsch beitragen. Es stellt die grundsätzlichen Eckpfeiler für mehr Genussfähigkeit in den Mittelpunkt: Selbstfürsorge, ein souveräner Umgang mit der Zeit, Achtsamkeit und wache Sinne sowie das Wissen für ein gutes Gewissen. Es plädiert für selbstbestimmtes und eigenverantwortliches Handeln. Schließlich brauchen wir uns aus gesundheitlicher Sicht zwischen »guten« und »bösen« Lebensmitteln nicht entscheiden. Doch Gesundheit ist auch nur ein Aspekt. Mit unseren Ess-Entscheidungen stimmen wir täglich auch über soziale, ökologische und (land-)wirtschaftliche Prozesse ab. Freilich, alle Aspekte, die beim Essen zum Nachdenken anregen können, sind hier nicht abgedeckt.

Genießen können ist eine Gabe, lässt sich lernen und ist definitiv eine Lebenshaltung. Wenn man so will ist es die innere Richtschnur, die einem in der Überfülle an Information und Angebot hilft, entspannt zu entscheiden und handeln. Und die funktioniert sichtlich gut: Schließlich sind Genießer ausgeglichener, glücklicher, optimistischer und gesünder – aus vielerlei Gründen. Sie erlauben sich alles, essen eher gut als viel und wissen, was ihnen behagt. Sie treiben mehr Sport und kümmern sich um ihre Bedürfnisse. Und vor allem: Sie haben keine Schuldgefühle und kein schlechtes Gewissen beim Genießen. Das macht innerlich frei und froh!

Quellen

- Bergler R, Hoff T: Genuss und Gesundheit. Kölner Universitätsverlag, Köln (2002).
- Borota-Buranich P: Soup-Kultur gegen Erkältung. ernährung heute 4: 17 (2008).
- Derndorfer E: Genuss. Über Epikur, Erdmandeln und Experimente beim Essen. Wilhelm Maudrich Verlag ,Wien (2011).
- Derndorfer E: Lebensmittelsensorik. Facultas.wuv Universitätsverlag, Wien, 3. überarbeitete Auflage, 2010.
- Detering H: Die Lust der Welt und die Kunst der Entsagung. http://www.mdr.de/mdr-figaro/kirche/glaubensfragen316.html Sinn- und Glaubensfragen | MDR FIGARO | 08.03.2014 | 17:05 Uhr Askese: Vom Genuss der Genügsamkeit
- Deutsche Gesellschaft für Ernährung: Evidenzbasierte Leitlinie: »Fettzufuhr und Prävention ausgewählter ernährungsmitbedingter Krankheiten«, 2. Version (2015)
- Dove: Studie »Die ganze Wahrheit über Schönheit«, Mai 2010.
- Dr. Rainer Wild Stiftung (Hg.): Tempodiät. Essen in der Nonstop-Gesellschaft. Heidelberg, 2014
- Dürrschmid K, Mai JK: Sinnesleistungen verstehen. In: Geschmackswelten. Grundlagen der Lebensmittelsensorik (Hrsg: Hildebrandt G), DLG Verlag, Frankfurt am Main (2008).
- Dürrschmid K: Süße Wahrnehmung. Vortrag beim »f.eh im Dialog: Wie süß ist die Zukunft?« am 14.2.2013, Wien. www.forum-ernaehrung.at/events/feh-dialog-wie-suess-ist-die-zukunft/
- European Food Safety Authority (EFSA): Caffeine: EFSA consults

on draft assessment.
Pressemeldung vom 15. Jänner 2015.
- Elmadfa I et al: Österreichischer Ernährungsbericht 2012, 1. Auflage, Wien (2012).
- Fleischhut J.: Gesundheitsverhalten im Spiegel der Neuropädagogik. Ernährung im Fokus 10-04: 146 – 152 (2010).
- forum. ernährung heute (Hrsg.): Alkohol. ernährung heute 3: 1-2 (2013).
- Gerhard O, Kleeblatt W: Düsseldorfer Sagen aus Stadt und Land, Düsseldorf: 68-69 (1926).
- Gruber M: Salutogenetische Aspekte des kulinarischen Genießens. E&M – Ernährung und Medizin 26: 115 - 119 (2011).
- Gruber M: Kulinaristik: von der Idee zum Programm. ernährung heute 2: 03-04 (2010).
- Gruber M: Genuss im Wort. ernährung heute 2: 05-09 (2010).
- Handler B: Genusstraining – Euthyme Verfahren - Ein Leben mit allen Sinnen. Psychologie in Österreich 1: 70-76 (2009).
- Handler B: Mit allen Sinnen leben. Tägliches Genusstraining. Goldegg Verlag, Wien (2008).
- Hauer T (Hrsg.): Das Geheimnis des Geschmacks. Aspekte der Ess- und Lebenskunst. Werkbund-Archiv 29, Anabas-Verlag, Frankfurt am Main (2005).
- Hey E: Coffee and pregnancy. British Medical Journal 24: 377 (2007).
- Higgs S, Woodward M: Television watching during lunch increases afternoon snack intake of young women. Appetite 52: 39-43 (2009).
- Higgs, S: Cognitive influences on food intake: The effects of manipulating memory for recent eating. Physiology & Behavior 94: 734-739 (2008).
- Institute for Scientific information on Coffee (ISIC): Coffee and

health: http://coffeeandhealth.org/topic-overview/all-about-caffeine-2/.
- Johnson S: Eine Minute für mich. Rowohlt Taschenbuch Verlag, Reinbeck bei Hamburg, 11. Auflage (2011).
- Kamensky J: Genusskartei. Methoden zum Genießen lernen. Bundesverband der Deutschen Süßwarenindustrie (2013).
- Lobner K: Schokoautobahn im Gehirn. ernährung heute 4: 12-13 (2010).
- Lustenberger M: Glück und Genuss lassen sich nicht kaufen. UBS-Magazin, 23.4.2013. http://www.ubs.com/ch/de/swissbank/privatkunden/ubs-magazin/home/aktuell/glueck-und-genuss-lassen-sich-nicht-kaufen.html
- Lutz R: Die kleine Schule des Genießens kommt in die Jahre, »15 Jahre Genussprogramm«. In: Beiträge zur Euthymen Therapie (Hrsg: Lutz R, Mark N, Bartmann U, Hoch E, Stark F-M), Lambertus Verlag, Freiburg (1999).
- Lutz R: Wer genießen will, muss sich dessen bewusst sein. Der Unterschied zwischen Konsum und Genuss. Moderne Ernährung 3: 6-9 (2002)
- Market: Österreicher sind Genussmenschen – und liegen im Vergleich vor Deutschland! Umfrage, August 2014: http://www.marktmeinungmensch.at/studien/oesterreicher-sind-genussmenschen-und-liegen-im-ve/
- Müller T: Glutamat – alles wird gut! Rondo, Der Standard. 1.3.2013. http://derstandard.at/1361241218599/Glutamat-Alles-wird-gut
- Nestlé Studie 2009: So is(s)t Deutschland.
- North, A. C. 2012. »The effect of background music on the taste of wine.« British Journal of Psychology 103 (3): 293-301.
- Oldham-Cooper RE, Hardman CA, Nicol CE, Rogers PJ, Brunstrom

JM: Playing a computer game during lunch affects fullness, memory for lunch, and later snack intake. Am J Clin Nutr 93(2):308-313 (2011).
- Peele S, Grant M: Alcohol and Pleasure. A Health Perspective. Taylor & Francis, 1999.
- Raether E: Essen Sie richtiges Essen! Zeit-Magazin. Nr. 3. 15. Januar 2015, 13-20.
- Robinson E et al: Eating attentively: a systematic review and meta-analysis of the effect of food intake memory and awareness on eating. Am J Clin Nutr April 2013 (97): 728-742.
- Robinson E: Eating 'attentively' reduces later energy consumption in overweight and obese females. Br J Nutr. 2014 Aug 28;112(4):657-61.
- Stroebele N, de Castro JM.: Listening to music while eating is related to increases in people's food intake and meal duration. Appetite 47 (3): 285-289 (2006).
- Taylor RS, Ashton KE, Moxham T, Hooper L, Ebrahim S. Reduced dietary salt for the prevention of cardiovascular disease. Cochrane Database of Systematic Reviews 2011; 6 (7):CD009217
- Welsch N, Liebmann CC: Farben. Natur. Technik. Kunst. 3. Auflage, Spektrum Akademischer Verlag Heidelberg (2012).
- Wieser M: Glutamat – Schwarzes Schaf oder weiße Weste? ernährung heute 6: 11 (2007).
- Wirtz PH, von Känel R, Meiter R: Dark chocolate instake buffers stress reactivity in humans. J Am Coll Cardiol 63(21):2297-2299 (2014).

Web:
http://www.kondratieff.net/#!der-sechste-kondratieff/cpyu

http://www.viennale.at/de/film/i-was-moving-ahead-occasionally-i-saw-brief-glimpses-beauty

http://www.volkskundemuseum.at

http://de.wikipedia.org/wiki/Askese
http://zitate.net/genüsse.html
http://www.zeit.de/lebensart/essen-trinken/2010-11/frankreich-kueche-weltkulturerbe

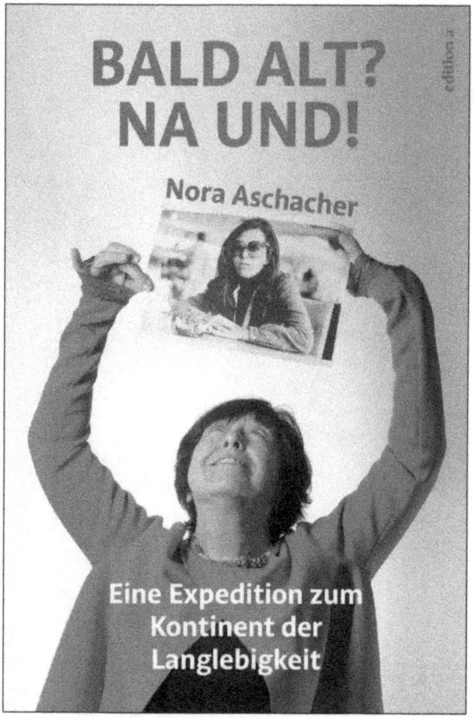
BALD ALT?
NA UND!
Nora Aschacher
Eine Expedition zum
Kontinent der
Langlebigkeit
edition a

Nora Aschacher
Bald alt? Na und!

Eben war sie doch noch Redakteurin bei der legendären Ö3-Jugendsendung „Musicbox", und jetzt? Jetzt ist sie auf einmal 68? Gibt's das? Ja, das gibt's, und mal ehrlich, die Babyboomer, die sie einst mit Radio versorgte, sind auch nicht mehr die Jüngsten. Doch Nora Aschacher hat sich ihre journalistische Neugierde bewahrt und erzählt jetzt allen, auf die das Alt-Sein auch schon irgendwie zukommt, was Altern kann und was nicht. Die lebenslustige Weltreisende und Tanz-Performerin verzichtet dabei auf das übliche Hohelied auf Weisheit und Würde. Mit leiser Selbstironie zeigt sie Anfängern im Alt-Sein die Höhen und Tiefen dieser Lebensphase, und wie sie sich in Balance halten lassen.

ISBN 978-3-990011-15-7
208 Seiten, EUR 19,95